Votre enfant et les médicaments
Informations et conseils

La Collection de l'Hôpital Sainte-Justine
pour les parents

Votre enfant et les médicaments

Informations et conseils

Catherine Dehaut
Annie Lavoie
Denis Lebel
Hélène Roy
Roxane Therrien

Éditions de l'Hôpital Sainte-Justine
Centre hospitalier universitaire mère-enfant

Catalogage avant publication de Bibliothèque et Archives Canada

Vedette principale au titre :

Votre enfant et les médicaments : informations et conseils

(La collection de l'Hôpital Sainte-Justine pour les parents)
Comprend des réf. bibliogr. et un index.

ISBN 2-89619-017-1

1. Pharmacologie pédiatrique - Ouvrages de vulgarisation. 2. Médicaments - Administration - Ouvrages de vulgarisation. 3. Enfants - Maladies - Traitement - Ouvrages de vulgarisation. I. Dehaut, Catherine. II. Collection : Collection de l'Hôpital Sainte-Justine pour les parents.

RJ560.V67 2005 615.5'8'083 C2005-940634-8

Couverture : Marie-Claude Favreau

Illustrations : Céline Forget

Infographie : Nicole Tétreault

Diffusion-Distribution au Québec : Prologue inc.
en France : CEDIF (diffusion) – Casteilla (distribution)
en Belgique et au Luxembourg : S.A. Vander
en Suisse : Servidis S.A.

Éditions de l'Hôpital Sainte-Justine (CHU mère-enfant)
3175, chemin de la Côte-Sainte-Catherine
Montréal (Québec) H3T 1C5
Téléphone : (514) 345-4671
Télécopieur : (514) 345-4631
www.hsj.qc.ca/editions

ISBN 2-89619-017-1

Dépôt légal : Bibliothèque nationale du Québec, 2005
Bibliothèque nationale du Canada, 2005

Le masculin est souvent utilisé pour désigner les deux sexes, sans discrimination, et dans le seul but d'alléger le texte.

Avant-propos

Les parents ont une place de premier choix en ce qui concerne l'administration des médicaments aux enfants. Ils font office d'infirmière en les préparant et en les administrant, de médecin en diagnostiquant les effets secondaires et en évaluant l'efficacité du traitement, de pharmacien en conseillant leurs enfants et parfois même aussi de psychologue pour tenter de faire avaler la pilule ! Les parents sont une partie importante de l'équipe traitante, mais pour ce faire ils doivent avoir en main l'information pertinente, ce qui peut parfois être difficile, particulièrement en pédiatrie.

Les enfants aussi peuvent participer à leur traitement. Ils peuvent assimiler beaucoup d'information et il est essentiel de débuter leur éducation en bas âge relativement aux médicaments. En effet, même s'ils ne prennent pas eux-mêmes de médicaments, ceux-ci ressemblent beaucoup à des bonbons, et des intoxications peuvent survenir si les enfants ne sont pas conscients des risques. Les enfants doivent comprendre ce qu'est un médicament : une substance chimique ayant de bons effets pour la santé, mais aussi des effets qu'on ne désire pas si on ne le prend pas correctement.

On retrouve des médicaments partout, à la maison et à la pharmacie bien sûr, mais aussi chez grand-papa et grand-maman, à l'épicerie et même à la station-service ! Autant d'occasions qui s'offrent à vous pour parler des médicaments à vos enfants.

Nous espérons que les informations contenues dans ce livre vous permettront de bien comprendre les médicaments et vous donneront des idées pour en parler avec vos enfants.

Bonne lecture !

Les auteurs

Avertissement

Les auteurs se sont assurés de l'exactitude des renseignements contenus dans le présent ouvrage au moment de sa publication.

Toutefois, les auteurs et l'éditeur déclinent toute responsabilité pour toute information désuète qui serait due à de nouvelles découvertes dans ce domaine, pour toute omission ou erreur et dans l'usage qui pourrait être fait du présent ouvrage.

Table des matières

Les trucs pour administrer les médicaments

Les trucs pour administrer les médicaments ne devraient être utilisés que s'il est impossible de donner le médicament seul ou avec de l'eau. En effet, il y a parfois un très mauvais goût associé aux liquides, aux poudres ou aux comprimés écrasés. Cependant, l'eau est toujours le meilleur compagnon d'un médicament.

> Ne jamais utiliser un truc sans vous assurer auprès du pharmacien qu'il convient au médicament donné à votre enfant.

Être prudent avec les trucs

Savez-vous que le jus de pamplemousse interagit fortement avec certains médicaments ? Que le café ou le chocolat peuvent diminuer l'efficacité de certains traitements ?

Votre imagination est utile et précieuse, mais consultez votre pharmacien avant de faire des mélanges.

Si, malgré tout, vous mélangez un médicament avec autre chose pour faciliter son administration, respectez les principes de base suivants :

1. ne mélangez pas à l'avance (qu'il s'agisse de 15, 30 ou 60 min ou plus à l'avance) ;
2. ne mélangez la dose qu'avec une petite quantité du véhicule magique (pouding, sirop, jus, compote) pour éviter que l'enfant ne prenne qu'une partie de la dose ;
3. prenez note du mélange que vous faites, pour vous en souvenir si on vous le demande ou si le médicament ne semble pas fonctionner selon les recommandations.

Les trucs dont la liste suit proviennent de parents et de professionnels de la santé. Malgré notre souhait, il n'est pas possible de remercier chacune de ces personnes, étant donné la grande quantité de suggestions reçues et le fait que certaines d'entre elles viennent de plusieurs sources différentes. Par conséquent, nous remercions tous ceux et celles qui ont participé à la compilation de cette liste, en particulier les membres du Département de pharmacie et les participants à la Journée de pharmacothérapie de l'Hôpital Sainte-Justine, ainsi que les étudiants du cours de pharmacothérapie pédiatrique de l'Université de Montréal.

Liste des trucs

Introduction

Notre travail nous met fréquemment en contact avec des parents inquiets, non seulement à cause de la maladie de leur enfant, mais aussi à cause des traitements qui leur seront donnés. Ces inquiétudes sont bien compréhensibles quand on voit les enfants grimacer ou pleurer à la suite d'un vaccin ou d'un médicament qui a mauvais goût. Les journaux ne sont pas plus rassurants lorsqu'ils font état de nouvelles alarmistes sur les médicaments. Les parents ont besoin d'aide pour y voir clair. Nous espérons que le présent ouvrage apportera cette aide. En l'écrivant, nous avons rassemblé le plus possible de renseignements qui permettent de connaître les médicaments et leur utilisation chez les enfants.

La première section contient de l'information générale sur l'utilisation des médicaments chez les enfants. Certains voudront la lire au complet. D'autres préféreront la feuilleter et la consulter au fur et à mesure que les problèmes se présenteront. Cette section contient :

- des trucs pour administrer les médicaments selon l'âge de l'enfant ;
- la description des formes de médicaments sur le marché, leurs avantages et les techniques d'administration ;
- des exemples de calcul de doses de médicaments pour vérifier si elles conviennent à l'enfant ;
- les traitements habituels des symptômes et les inconforts les plus courants pour l'enfant ;
- une liste de questions à poser au médecin ou au pharmacien ;
- des renseignements pour éviter à votre enfant des intoxications accidentelles ;
- des conseils sur l'utilisation des médicaments en garderie.

Dans la seconde section, nous avons choisi un certain nombre de médicaments parmi les milliers qui peuvent être administrés à des enfants. Les lecteurs y trouveront donc près d'une centaine de fiches sur les médicaments les plus utilisés en pédiatrie. Ces fiches expliquent de façon systématique l'effet du médicament et la façon de le prendre. Chacune d'elles présente aussi les principaux effets secondaires et la façon de les détecter.

Nous souhaitons faire évoluer ce livre au fil des ans. Les lecteurs peuvent donc aider les auteurs à préparer la seconde édition en n'hésitant pas à communiquer avec eux pour leur faire part de leurs commentaires et de leurs suggestions. C'est ainsi que la seconde édition sera encore plus utile et rassurante pour les parents qui doivent administrer des médicaments à leurs enfants.

Première partie

INFORMATIONS ET CONSEILS SUR L'UTILISATION DES MÉDICAMENTS CHEZ LES ENFANTS

Confidentialité

Les médicaments en disent parfois très long et les étiquettes sont souvent bavardes. Or, il suffit parfois du seul nom d'un médicament pour que tout l'entourage sache que l'enfant est atteint du VIH ou d'un cancer, ou encore qu'il a subi une greffe d'organe. Par conséquent, il est prudent d'encourager les enfants à ne pas divulguer les médicaments qu'ils prennent ; cela fait partie de leur vie personnelle et il n'est pas forcément utile que cela soit connu en milieu scolaire. En revanche, il est important que l'éducatrice, l'enseignante ou une personne responsable soit avisée de la prise de médicaments et qu'elle contribue éventuellement à son administration.

La communication avec l'enfant

Pour que l'administration d'un médicament soit réussie, il faut d'abord comprendre de quelle façon l'enfant perçoit sa maladie et son traitement et réunir un ensemble d'éléments. Il faut ensuite utiliser des outils de communication adaptés à la situation et à l'âge de l'enfant.

La présente section vous permettra de connaître de bonnes stratégies de communication. Vous y découvrirez que les enfants et les parents partagent les rôles de malade et de soignant. Vous comprendrez ensuite les différentes entraves à la communication et donc à la prise d'un médicament. C'est pourquoi nous suggérons différents outils de communication et nous terminons avec des conseils propres aux différents groupes d'âge.

Qui est le patient ?

La notion de patient est complexe lorsqu'il s'agit d'un enfant, car il faut toujours, dans un tel cas, souligner le double rôle du parent. En effet, un bébé ne peut pas expliquer ce qu'il ressent et le parent doit interpréter les symptômes. Cette interprétation est évidemment teintée de ses expériences personnelles. Le parent joue donc le rôle du malade en plus de celui du soignant. Lorsque l'enfant grandit et qu'il devient capable de décrire lui-même ses symptômes, son rôle de malade devient mieux délimité et le parent doit se retirer de ce rôle.

Il en est de même avec le rôle de soignant. Celui-ci est transmis graduellement à l'enfant afin qu'il prenne part à son traitement, jusqu'à en assumer peu à peu l'entière responsabilité.

Entraves à la communication et à l'administration du médicament

Il y a trois axes de développement chez l'enfant : physique, cognitif et psychosocial. Le développement physique influence la perception de l'enfant quant à sa capacité à recevoir le médicament. Ainsi, il est possible que l'enfant soit convaincu qu'il ne peut avaler une grosse pilule ou une grande quantité de liquide. Il est important de reconnaître ces peurs et d'utiliser certains des conseils qui sont donnés ici pour faciliter l'administration des médicaments.

Le développement cognitif influence la compréhension de la maladie et du traitement. Plus l'enfant peut comprendre sa maladie et l'effet du médicament, plus il est possible de lui faire accepter des traitements désagréables. C'est pourquoi, avant d'administrer un médicament, il est important de donner une explication adaptée à l'âge de l'enfant.

De son côté, le développement psychosocial influence la relation avec la personne qui doit administrer le médicament. L'enfant a-t-il peur des gens qui le traitent ? Il est important qu'il soit en confiance avant de procéder à un traitement. Dans certaines circonstances, et lorsque c'est possible, l'administration par un parent est plus facile.

Outils de communication

Les dessins

Les dessins comptent parmi les outils les plus utiles pour communiquer avec de jeunes enfants. Dans certains livres, les parents trouveront diverses représentations du corps qu'ils pourront utiliser pour illustrer la maladie et l'effet du médicament. On ouvrira aisément le dialogue à partir de ces dessins :

« Sais-tu où sont tes poumons ? Peux-tu me les montrer ? »

« Montre-moi où le médicament ira quand tu l'auras avalé. »

Il est également possible de demander à l'enfant d'expliquer ce qui se passe à partir d'une image qu'on lui montre, ce qui lui permet d'exprimer son anxiété.

L'enfant peut également faire des dessins pour représenter sa perception de la maladie. Parfois, il dessine spontanément, parfois il faut l'encourager: « Voudrais-tu me dessiner une petite fille qui, comme toi, est à l'hôpital ? »

Les histoires

Certains professionnels de la santé qui soignent un enfant fournissent à ses parents des livres d'histoires concernant le traitement suivi, mais cela est rare. Ce genre de matériel éducatif n'existe pas toujours et, même quand c'est le cas, il est parfois difficile à obtenir; il est souvent produit en quantité limitée, soit par des organismes sans but lucratif soit par des compagnies pharmaceutiques qui le distribuent comme outil de promotion pour leurs produits. Toutefois, les gens qui veulent obtenir du matériel éducatif peuvent consulter le site Internet de l'Hôpital Sainte-Justine (www.hsj.qc.ca).

Quand on est privé de ce matériel, on peut tout de même raconter une histoire de son cru aux enfants sur leur maladie. Ces histoires permettent d'aborder des sujets anodins, comme le traitement des infections, mais aussi des sujets beaucoup plus délicats.

Les jouets

Dans certains cas, il est approprié de laisser l'enfant jouer avec les objets qui vont servir à lui administrer le médicament. On peut aussi simuler des manipulations sur une poupée. De cette façon, l'enfant ne se retrouve pas en terrain inconnu lorsqu'il reçoit lui-même le médicament.

Les marionnettes

Les marionnettes sont utiles pour passer des messages à l'enfant. Celui-ci s'identifie aisément à la marionnette, oubliant souvent qu'un adulte la manipule.

La musique, les films et les jeux vidéo

Ces outils de divertissement peuvent être d'un grand réconfort après ou pendant des expériences désagréables.

La discussion

Quand l'enfant vieillit, on peut discuter avec lui de sa maladie et du traitement requis.

La discussion peut aussi se faire lors de rencontres avec d'autres enfants ayant la même maladie et ayant bien accepté leur condition.

Il faut utiliser la rétroaction (par exemple, poser des questions sur ce que l'on vient d'expliquer) pour savoir si les explications ont été bien comprises.

Conseils de communication adaptés à l'âge de l'enfant

Nouveau-né (1 à 30 jours)

- Passez quelques instants avec votre bébé avant de lui administrer le médicament.
- Détournez son attention en lui donnant un jouet ou quelque chose à regarder.
- Réconfortez-le en le berçant ou en le tenant dans vos bras.

Tout-petit (1 à 12 mois)

- Même si l'enfant ne comprend pas ce que vous lui dites, le son de votre voix peut le rassurer: «Tu as besoin de ce médicament pour t'aider à guérir.»
- Expliquez ce que vous allez faire et procédez rapidement.
- Établissez une routine en administrant le médicament toujours à la même heure. Utilisez une approche ferme et constante, en évitant les discussions. En tant que parents, vous êtes maîtres de la situation.
- Vous pouvez détourner l'attention de l'enfant en lui donnant un jouet ou quelque chose à regarder durant l'administration du médicament.
- Récompensez votre enfant s'il a été calme en le couvrant de louanges. Passez outre à tout comportement négatif.

- Laissez votre enfant manipuler les objets qui sont utilisés pour administrer le médicament.
- Retenez votre enfant si nécessaire, mais expliquez-lui pourquoi : « C'est pour t'aider à ne pas bouger. »

Préscolaire (1 à 3 ans)

- Expliquez à votre enfant que le médicament n'a pas bon goût, mais qu'il en a besoin pour guérir et qu'il peut faciliter les choses en l'avalant rapidement.
- Faites-lui comprendre qu'il ne s'agit pas d'une punition pour mauvaise conduite. À cet âge, les enfants commencent à discerner le bien du mal et ils interprètent souvent les actions en termes de récompense ou de punition.
- Prenez le temps d'expliquer ce que vous allez faire et procédez rapidement : « C'est maintenant l'heure de ton médicament, je ne prendrai qu'une minute et ensuite tu pourras jouer. »
- Félicitez votre enfant s'il collabore et, de temps à autre, offrez-lui des récompenses pour avoir été coopératif (par exemple un cadeau soulignant la fin du traitement).

Scolaire (4 à 11 ans)

- La plupart des enfants de cet âge veulent savoir comment fonctionnent les choses ; soyez donc prêts à répondre à leurs questions. Si votre enfant vous pose des questions auxquelles vous ne pouvez répondre, encouragez-le à les poser lui-même au pharmacien ou au médecin lors de votre prochaine visite.
- Inscrivez les progrès de l'enfant sur un calendrier (diminution de la toux, diminution de la douleur…).
- Donnez à votre enfant l'occasion de participer le plus possible à ses traitements. Plusieurs enfants de cet âge peuvent apprendre à s'administrer eux-mêmes leurs médicaments sous la surveillance d'un adulte.
- Félicitez votre enfant pour sa collaboration et, de temps à autre, donnez-lui des récompenses pour bonne conduite.

- Prenez le temps de parler avec l'enfant de ses craintes. Pour les enfants de 6 à 12 ans, le fait de parler peut remplacer les jeux et permet d'exprimer les appréhensions.

Adolescence

- Fournissez le plus de renseignements possible à votre adolescent au sujet de son état et du médicament. Si votre enfant vous pose des questions auxquelles vous ne pouvez répondre, encouragez-le à les noter et à les transmettre au pharmacien ou au médecin lors de votre prochaine visite.
- Choisissez, s'il le désire, un endroit discret pour administrer le médicament.
- Respectez sa décision de discuter ou non de son état et du traitement avec d'autres personnes.
- Encouragez-le à s'occuper des divers aspects de son traitement.
- Si votre adolescent veut s'administrer lui-même son médicament, assurez-vous qu'il reçoit des instructions adéquates auprès d'un médecin, d'une infirmière ou d'un pharmacien.

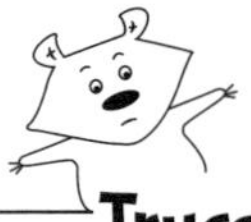

Trucs

Masquer les papilles

- Le beurre d'arachide et le *Nutella*® sont des aliments pâteux qui, pendant quelques minutes, laissent un film sur la langue et dans la bouche. Ce film diminue la perception du mauvais goût du médicament administré.

Les comprimés n'ont généralement pas de goût, mais…

- Certains enfants trouvent que même la poudre autour du comprimé a un goût détestable. Vous pouvez alors demander au pharmacien qu'il vous procure des gélules vides (capsules). Insérez-y le médicament et donnez la capsule qui n'a pas de goût. Vous pouvez aussi y mettre plus d'un médicament, ce qui diminue le nombre de comprimés à avaler.

Le pharmacien et vous

Quel est le rôle du pharmacien?

Le pharmacien est le spécialiste du médicament. Il s'assure que votre enfant reçoit le médicament approprié et à une dose adéquate. Il fait l'analyse du dossier pharmacologique de votre enfant afin de s'assurer qu'il n'y a pas d'interactions entre les divers médicaments que votre enfant reçoit. Il veille aussi à ce qu'il ne reçoive aucun médicament ayant provoqué des effets indésirables ou des allergies par le passé. Enfin, il voit à ce que l'enfant reçoive tout ce dont il a besoin pour sa santé. Le pharmacien travaille étroitement avec les médecins et les infirmières afin de trouver les meilleures options thérapeutiques possibles pour votre enfant. De plus, c'est un conseiller de choix auprès des parents et des enfants en ce qui concerne les médicaments.

Autant que possible, il est préférable de toujours se procurer les médicaments à la même pharmacie. De cette façon, le pharmacien a un portrait complet du dossier de votre enfant et il peut vous conseiller de façon beaucoup plus éclairée quant aux médicaments et aux problèmes de santé de votre enfant.

Quelles sont les questions que le pharmacien peut vous poser?

Afin d'offrir la meilleure thérapie possible, le pharmacien doit vous poser certaines questions.

Est-ce que le médecin vous a dit pourquoi il a prescrit le médicament?

Certains médicaments peuvent être utilisés pour diverses maladies, à des doses différentes. Le pharmacien vous pose cette question pour vous donner des conseils appropriés et s'assurer que la dose prescrite est adéquate.

Votre enfant est-il allergique à un médicament ou à autre chose ?

Le pharmacien doit avoir cette information en main afin d'éviter qu'une réaction allergique se produise ou se reproduise si on administre un médicament auquel l'enfant serait allergique.

Votre enfant a-t-il déjà mal réagi à un médicament ?

Dans la mesure du possible, s'il existe d'autres solutions, on évitera les médicaments que votre enfant ne tolère pas bien.

Quels sont les médicaments que votre enfant prend habituellement ?

Le pharmacien doit s'assurer qu'il a le portrait le plus complet possible de la médication prise par votre enfant afin de vérifier s'il n'y a pas d'interactions entre les nouveaux médicaments prescrits et ceux pris de façon régulière. Lorsque votre enfant est hospitalisé, le pharmacien voit à ce que les médicaments pris à la maison continuent à lui être prescrits tels quels à l'hôpital.

Votre enfant prend-il des médicaments sans ordonnance, des vitamines ou des produits naturels ?

Ces produits peuvent avoir des interactions avec d'autres médicaments et provoquer des effets indésirables. Il est prudent de les mentionner au pharmacien.

Quel est le poids de votre enfant ?

Pour les enfants, les doses se calculent selon le poids (voir la section *Quelques définitions et calculs*... en page 27). C'est pourquoi il est important d'avoir le poids exact de votre enfant afin de ne pas surdoser ou sous-doser les médicaments.

Quelles sont les questions que vous pouvez poser au pharmacien ?

Les pharmaciens se font en général un plaisir de répondre à toutes vos questions, particulièrement à celles qui concernent les médicaments. Lorsque votre enfant est hospitalisé, il y a généralement un pharmacien dans chaque unité de soins. Vous pouvez demander à lui parler. Lorsque vous êtes à la maison, vous pouvez rejoindre le pharmacien en vous rendant dans une pharmacie près de chez vous ou en téléphonant.

De l'hôpital à la maison

Lorsque votre enfant obtient son congé de l'hôpital, le pharmacien de l'établissement peut vous expliquer, avant le départ, la façon d'administrer les médicaments que votre enfant devra prendre à la maison. Il vous remet alors une ordonnance pour le pharmacien auprès de qui vous irez chercher vos médicaments. Dans certains cas, il s'assurera auprès de ce dernier que le médicament est disponible à cette pharmacie et qu'il possède tous les renseignements nécessaires pour bien constituer votre dossier pharmacologique.

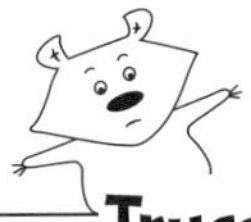

Trucs

Altérer le goût avec de la menthe ou de la réglisse

- Brossez les dents de votre enfant avant d'administrer le médicament.
- Offrez des bonbons ou de la gomme à mâcher aromatisée à la menthe, avant et après avoir administré le médicament.
- Offrez un bonbon à la réglisse noire. **Ne pas abuser de cet aliment qui peut causer des problèmes de tension artérielle.**

Pour les très jeunes enfants

- Après avoir administré le médicament, soufflez délicatement sur le visage de l'enfant. Ceci déclenche le réflexe de déglutition. L'enfant avalera alors le médicament plutôt que de le garder dans sa bouche.

Quelques définitions et calculs... pour mieux vous y retrouver

Le domaine médical foisonne d'expressions et de termes avec lesquels la majorité des gens ne sont pas familiers. Ce qui suit vise à donner une brève définition des termes fréquemment utilisés lorsqu'il est question de médication.

Termes généraux

Médicament générique

Copie d'un médicament déjà existant. Pour être commercialisé, un médicament générique doit être l'équivalent du médicament d'origine. Il est donc soumis aux mêmes pratiques de fabrication.

Médicament d'origine ou original

Médicament découvert et mis au point par son fabricant.

Nom commercial

On nomme les médicaments de deux façons, soit par leur nom commercial, soit par leur nom générique (ou scientifique). Le nom commercial est le nom donné par le fabricant du médicament. Ainsi, *Tylenol*® est le nom commercial de l'acétaminophène. Par conséquent, s'il y a plusieurs fabricants d'un même médicament, il y aura aussi plusieurs noms commerciaux pour le désigner. Ne soyez donc pas étonnés si vous entendez un nom différent, mais assurez-vous toujours qu'on vous parle du bon médicament.

Nom générique ou principe actif

Nom scientifique du médicament (exemple: acétaminophène est le nom générique du *Tylenol*®).

Magistrale

Médicament n'existant pas sous une forme commercialisée et qui nécessite une préparation par le pharmacien lui-même (exemple: magistrale pour une formulation liquide, magistrale pour une crème).

Posologie

Ce terme désigne d'abord la quantité de médicament à prendre à chaque dose, et ensuite le nombre de doses à prendre par période de 24 heures.

Intervalle posologique

Nombre d'heures séparant deux doses de médicament.

Effet indésirable ou effet secondaire

Il s'agit de l'effet d'un médicament qui peut être gênant ou désagréable. La plupart des effets secondaires sont connus et sont généralement sans danger (par exemple, la somnolence qui accompagne les médicaments contre les nausées). Dans certains cas, ils sont plus rares et plus graves. Si votre enfant présente des symptômes inhabituels et que vous êtes inquiets, consultez votre pharmacien.

Intolérance

Effet indésirable qui survient chez des gens qui ont une sensibilité exagérée au médicament. Par exemple, la codéine est connue pour donner la nausée à un bon nombre de gens. Le fait de vomir après n'avoir reçu que quelques doses peut être appelé intolérance.

Allergie médicamenteuse

Réaction du système immunitaire à un médicament. Une allergie médicamenteuse peut se manifester sous forme d'éruptions cutanées (boutons), de plaques rouges et de démangeaisons. Elle peut aussi causer de la difficulté à respirer et de l'enflure. Lorsqu'un enfant est allergique, on doit éviter de lui redonner le médicament ou un médicament de la même famille, puisque les réactions peuvent devenir de plus en plus sévères d'une dose à l'autre.

Allergie ou intolérance ?

Il est important de ne pas dire que votre enfant est allergique lorsqu'il est intolérant. Il faut donc bien nommer un effet indésirable qui apparaîtrait chez votre enfant. S'agit-il d'une intolérance ? S'agit-il d'une allergie ? Une mauvaise réponse peut mener à un choix de traitement moins approprié. Demandez l'aide de votre pharmacien ou du médecin. Si, par exemple, le meilleur traitement pour une infection donnée est la pénicilline, il faudra trouver une solution de rechange peut-être moins bien tolérée ou moins efficace si votre enfant est allergique à la pénicilline. Par contre s'il est intolérant (ex. : diarrhée importante), on peut tout de même, si nécessaire, donner le médicament sans grand danger.

Calculs

Il ne s'agit pas de vous décrire dans le détail des calculs compliqués, mais de vous aider à mieux comprendre ce que vous donnez à votre enfant. Ne vous en faites pas si vous ne pouvez pas exécuter les calculs des conversions données ci-dessous. N'hésitez pas à demander l'aide de votre pharmacien.

Des livres et des kilogrammes…

Vous connaissez le poids de votre enfant en livres, mais pas en kilogrammes ? Il faut alors faire le calcul de l'équivalence, car de façon générale, la dose des médicaments est déterminée à partir du poids en kilogrammes (kg).

Voici la table de conversion :

1 kilogramme = 2,2 livres
1 livre = 0,454 kilogramme

Si votre enfant pèse 17 livres, combien cela fait-il en kilogrammes ?

17 livres ÷ 2,2 livre/kg = 7,7 kg

Tableau de conversion

Si vous préférez, vous pouvez utiliser le tableau suivant pour faire la conversion.

Poids en livres	Poids en kg
7	3,2
8	3,6
9	4,1
10	4,5
12	5,5
14	6,4
16	7,3
18	8,2
20	9,1
25	11,4
30	13,6
35	15,9
40	18,2
45	20,5
50	22,7

Déterminer la dose que votre enfant reçoit

Les médicaments sont souvent prescrits en milligrammes. Par contre, lorsqu'il s'agit de formulations liquides, le pharmacien a déjà converti les milligrammes en millilitres quand il vous remet le médicament, afin que vous puissiez vous-même en mesurer les quantités.

Par exemple, votre enfant reçoit cinq millilitres de *Suprax*® (un antibiotique). Quelle est la dose reçue ?

Pour répondre à la question, il faut connaître la concentration du produit, c'est-à-dire le nombre de milligrammes (mg) de médicament dans chaque millilitre (mL). Pour le *Suprax*®, elle est de 50 mg par mL. Si vous avez de la difficulté à trouver la concentration sur l'étiquette, consultez votre pharmacien.

Dose reçue = Volume × concentration

Dose reçue = 5 mL × 50 mg/mL = 250 mg

Déterminer le volume de médicament à donner

Votre enfant fait de la fièvre et vous désirez lui donner de l'acétaminophène en liquide. Votre pharmacien vous a dit que la dose varie selon le poids de l'enfant.

La quantité qu'il vous a suggérée est 15 mg par kilogramme (kg). Votre enfant pèse 10 kg.

Vous avez acheté de l'acétaminophène qui renferme une concentration de 80 mg par mL de médicament. Vous voyez cette information sur l'étiquette, probablement près du nom du médicament. On trouve sur le marché différentes marques et concentrations. Vous devez faire le calcul de la façon suivante:

Voici le calcul en deux étapes:

La dose requise pour votre enfant:
Dose en mg = Poids en kg × quantité en mg/kg
Dose en mg = 10 kg × 15 mg/kg = 150 mg

Le volume à mesurer:
Dose en mg ÷ concentration en mg/mL = Volume
150 mg ÷ 80 mg/mL = 1,875 mL

Vous pouvez arrondir à 1,9 mL, que vous mesurerez avec une seringue orale.

L'ADMINISTRATION DES MÉDICAMENTS

Il existe plusieurs façons d'administrer des médicaments. La façon la plus courante et la plus facile est l'administration orale (par la bouche).

Cependant, certains médicaments ne peuvent se donner de cette façon, car ils sont détruits par l'acidité de l'estomac ou ne sont pas absorbés suffisamment pour se rendre à l'endroit à traiter, par exemple les yeux. C'est pour qu'ils soient efficaces qu'on les administre de façon différente, entre autres par injection, comme dans le cas de l'insuline. S'il est difficile de faire prendre un médicament par la bouche, à cause d'un problème médical ou d'un refus de la part de l'enfant, on peut aussi envisager la voie rectale. D'autres médicaments s'administrent de façon locale en appliquant des gouttes ou des onguents dans les yeux ou les oreilles, ou par inhalation s'il s'agit d'un problème pulmonaire. Certains médicaments s'administrent de plusieurs façons, tandis que d'autres n'ont qu'une seule voie d'administration possible.

Administration orale

La voie orale (par la bouche) est souvent utilisée pour administrer des médicaments. Il existe plusieurs formes de médicaments qui sont administrés par la bouche. En voici quelques exemples :

- les comprimés
- les gélules
- les capsules
- les pastilles
- les sirops

- les élixirs
- les gargarismes

Le mode d'administration varie: on avale le médicament ou on le laisse se dissoudre sous la langue, on l'applique localement sur une lésion buccale, ou encore on se gargarise puis on le recrache ou, au contraire, on l'avale…

Voici quelques considérations sur les deux formes les plus courantes: les solides et les liquides. Notons tout de suite qu'on favorise les formes liquides pour les jeunes enfants (deux ans et moins), car elles diminuent les risques d'étouffement accidentel.

Les formes solides: comprimés, capsules et gélules

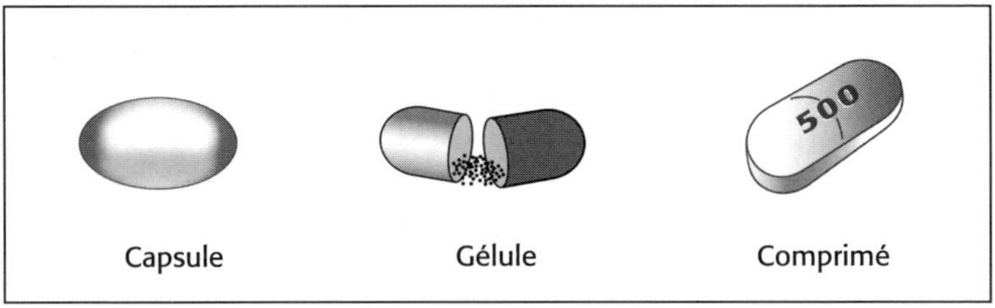

Figure 1

- Doivent le plus souvent être avalées.
- Comment les avaler ? Avec un grand verre d'eau, afin d'éviter que le médicament reste collé sur la paroi de l'œsophage et le blesse (l'œsophage est le canal qui relie la bouche à l'estomac).
- Des trucs ? On coupe ou on écrase les comprimés avant de les mélanger à un peu de compote de fruits, afin de mieux les avaler (il faut tout de même vérifier auprès d'un pharmacien, car certains médicaments perdent leurs propriétés lorsqu'ils sont écrasés ou encore peuvent être détruits par l'acidité de certains fruits). De la même façon, on peut ouvrir la plupart des gélules et en mélanger la poudre à un peu de nourriture.
- Comment cela fonctionne-t-il ? Lorsque le comprimé ou la gélule se dissout dans le tube digestif, le médicament

est d'abord libéré, puis absorbé par la muqueuse de la paroi digestive pour rejoindre la circulation sanguine d'où il atteint son principal lieu d'action (cœur, os, etc.).

- Pourquoi y a-t-il plusieurs formes d'un même médicament ? Il existe maintenant plusieurs formes de comprimés et de capsules utilisant diverses technologies pour contrôler la libération du médicament contenu à l'intérieur (ex. : un médicament qui serait détruit par l'acidité de l'estomac peut être enfermé dans un comprimé « résistant » à l'acide, qui ne se dissoudra que dans l'intestin où le médicament pourra alors être absorbé par l'organisme). Certains de ces comprimés ne doivent pas être croqués ou écrasés, car cela leur enlèverait leurs propriétés et le médicament pourrait alors être libéré d'un seul coup dans le tube digestif, ce qui peut être dangereux.
- Et la nourriture ? Certains aliments ou d'autres médicaments peuvent parfois modifier ces étapes de libération et d'absorption du médicament dans le tube digestif. Ainsi, le calcium contenu dans les produits laitiers peut se lier aux molécules de certains médicaments et les empêcher d'être absorbés par la muqueuse.

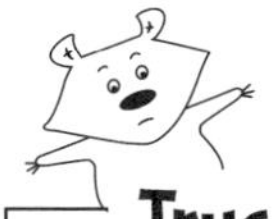

Truc

Mélanger avec des sirops

On peut mélanger un médicament avec des sirops pour en masquer le goût.

- Le sirop de chocolat, celui qui sert à préparer le lait au chocolat, masque très bien les goûts désagréables, en particulier quand le médicament est amer.
- Le sirop de maïs, le sirop d'érable et le miel masquent aussi les mauvais goûts. Il faut toutefois éviter ces produits avant l'âge de 1 an.

- Est-ce qu'il faut toujours prendre un médicament à jeun ? Non, certains médicaments doivent être pris avec de la nourriture. Il est bon de s'informer auprès de votre pharmacien pour savoir si un médicament doit être pris avec de la nourriture ou à jeun (si tel est le cas, on le prend habituellement soit une heure avant un repas, soit deux heures après un repas, avec certaines exceptions).

Les formes liquides : sirops, suspensions, élixirs, gargarismes

- Utiles pour administrer un médicament à une personne incapable d'avaler un comprimé ou une gélule.
- Servent à administrer des doses correspondant à des fractions de comprimé ou de gélule (il est difficile de mesurer exactement la moitié de la poudre contenue dans une gélule ou de couper un comprimé en six parties...). La forme liquide est plus facile à mesurer.
- Comment mesurer le médicament ? On utilise une seringue orale (sans aiguille, offerte en pharmacie), des compte-gouttes ou des cuillères spécialement conçues pour mesurer de petites quantités de médicament. On peut aussi utiliser des cuillères à mesurer comme celles qui servent à la cuisine et qui sont graduées en millilitres (mL), mais elles sont moins pratiques que les cuillères spécialisées (difficile de mesurer exactement 1/2 cuillerée à thé). En effet, il faut beaucoup de précision dans les doses de certains médicaments. On peut regarder avec le pharmacien la graduation de l'instrument et la façon de mesurer la quantité exacte de médicament à donner. Il ne faut pas utiliser des ustensiles sans graduation, comme les cuillères à dessert.
- Comment utiliser les seringues orales ? Votre pharmacien peut vous fournir des godets dans lesquels on verse une petite quantité de médicament, ce qui rend l'aspiration par la seringue plus facile qu'à partir de la bouteille. La mesure du liquide dans la seringue se fait avec la partie supérieure du piston (voir figure 2). Il est préférable de diriger la seringue vers l'intérieur de la joue (voir figure 3)

afin d'éviter que l'enfant s'étouffe avec le liquide (il ne faut pas non plus oublier d'enlever le bouchon avant de donner la dose de médicament : plusieurs cas d'étouffement sont survenus de cette façon).

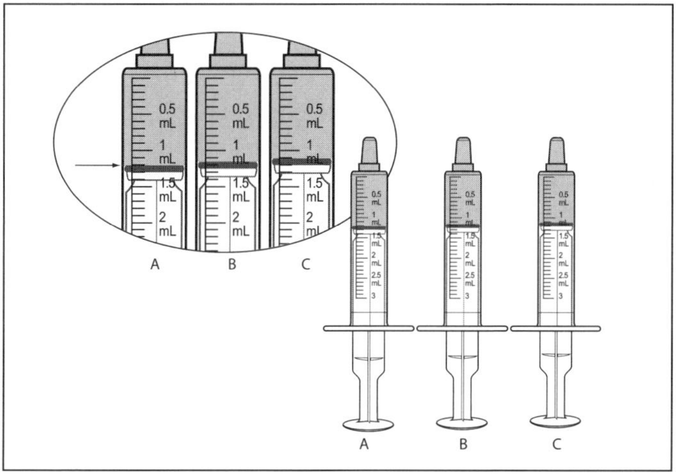

Figure 2 • Pour mesurer 1,2 mL, c'est l'interface entre le liquide et la membrane de caoutchouc qui doit coïncider avec la mesure. Seule la mesure A est correcte.

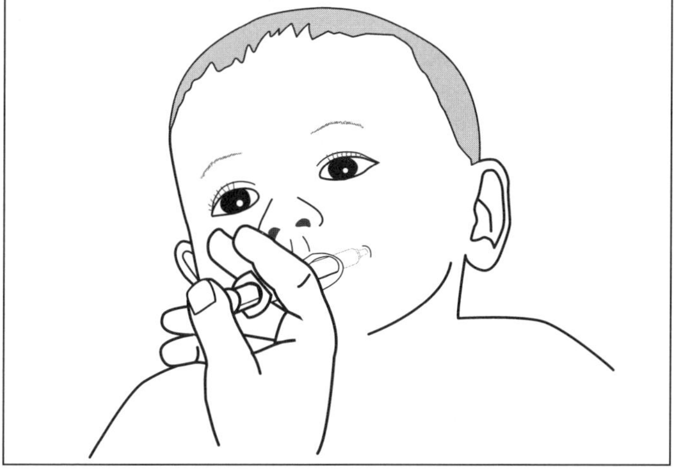

Figure 3 • L'administration d'un médicament liquide avec une seringue orale.

- C'est mauvais ! Les fabricants de médicaments essaient de masquer le goût souvent amer des médicaments en ajoutant des parfums de fruits. Malgré cela, certains sirops ont mauvais goût et sont difficiles à faire accepter aux enfants. Vous pouvez consulter l'un des « Trucs » en page 35 pour vous faciliter la tâche.
- Réfrigérer et bien agiter ? Certaines formes liquides doivent être conservées au réfrigérateur et d'autres non (parfois, le médicament a encore plus mauvais goût s'il est réfrigéré !). De la même façon, certaines formes liquides doivent être bien agitées avant chaque administration, et d'autres non (voir figure 4). Votre pharmacien pourra vous conseiller sur la façon d'entreposer le médicament et sur la façon de l'administrer.

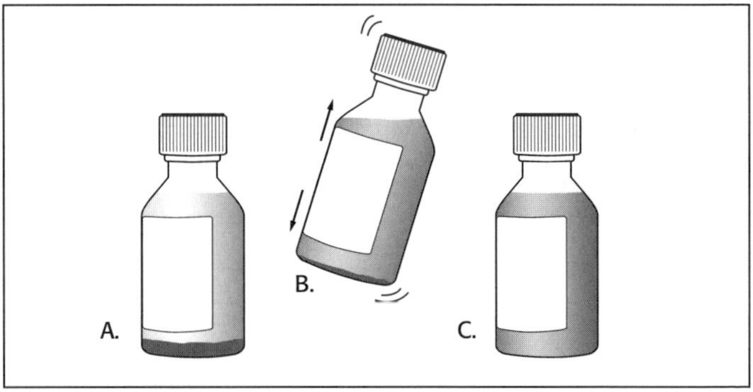

Figure 4 • Agitation adéquate des suspensions
A. Le médicament s'est déposé dans le fond de la bouteille.
B. On agite la bouteille.
C. Le médicament est réparti uniformément dans le liquide.

Il est essentiel que le dépôt dans le fond de la bouteille soit disparu avant de mesurer la quantité à administrer.

- Est-ce que tous les médicaments existent sous forme liquide ? Plusieurs médicaments liquides sont en vente dans le commerce (produits par une compagnie pharmaceutique et prêts à être utilisés). Cependant, lorsque ce n'est pas le cas, le pharmacien peut quelquefois préparer une formule liquide à partir de formules solides. Certains médicaments n'existent pas du tout en forme liquide.

- Comment vérifier la dose? Il est important de toujours vérifier la concentration (nombre de milligrammes de médicament [mg] par millilitre de liquide [mL]), afin de s'assurer que la dose administrée est adéquate (voir la section *Calculs* en page 29).

Bien entendu, un comprimé ou un sirop ne contient pas seulement du médicament; il renferme aussi des ingrédients non médicamenteux, comme de l'amidon, du lactose, du sucre, de l'alcool (particulièrement dans les élixirs, qu'on essaie d'éviter chez les enfants), des agents de conservation, des colorants, etc. Certaines personnes sont allergiques à quelques-uns de ces ingrédients, par exemple l'amidon (gluten) ou la tartrazine (colorant jaune que l'on peut retrouver dans des comprimés blancs, beiges, verts, orangés, etc.). Dans ce cas, il est important de vérifier la liste des ingrédients non médicinaux en plus de celle des principes actifs (médicaments) contenus dans le produit.

Administration rectale: suppositoires, lavements

La voie rectale (par le rectum, extrémité basse de l'intestin) est généralement moins populaire que la voie orale, mais elle est aussi beaucoup utilisée lorsqu'il est difficile ou impossible d'utiliser la voie orale (par exemple, si on vomit, si on recrache ce qu'on avale, ou s'il y a un risque de s'étouffer avec les médicaments).

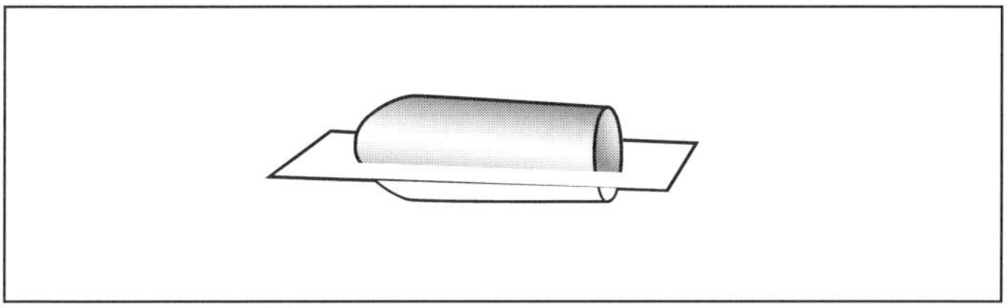

Figure 5 • Suppositoire dans son emballage.

- Comment cela fonctionne-t-il? Une fois insérés dans le rectum, les suppositoires fondent et libèrent le médicament qui se dissout ensuite dans les sécrétions de l'intestin. Il peut ensuite être absorbé par la muqueuse et atteindre la circulation sanguine.

- Comment administrer les suppositoires? Un suppositoire peut sembler difficile à manipuler. On suggère de le mouiller à l'eau froide, après en avoir retiré l'emballage, afin de le solidifier et d'en rendre l'insertion plus facile. Lorsqu'on doit administrer seulement un demi-suppositoire, on le coupe dans le sens de la longueur. On couche l'enfant sur le côté, la jambe du dessous étendue et celle du dessus repliée vers la poitrine, et on insère délicatement le suppositoire dans le rectum, le plus loin possible. On peut alors serrer ensemble les fesses de l'enfant pour l'aider à conserver le médicament. Dans le cas des suppositoires laxatifs, on garde le médicament jusqu'à ce que l'enfant semble prêt à aller aux toilettes, ce qui prend habituellement entre deux et cinq minutes; dans le cas d'un médicament qui demande une certaine absorption, on laisse le suppositoire en place afin qu'il fonde et s'élimine de lui-même dans les selles. Il faut bien sûr se laver les mains ensuite avec de l'eau et du savon.
- Comment administrer les lavements? Pour administrer des lavements, on se positionne à peu près de la même façon que pour l'insertion des suppositoires: on couche l'enfant sur le côté gauche, les jambes repliées sur le thorax (en chien de fusil). On peut aussi le coucher sur le ventre, si cette position est plus confortable pour l'enfant, ou sur le dos dans le cas des bébés, mais on doit alors surélever les fesses en élevant les jambes. Les lavements peuvent être administrés à température de la pièce; il n'est pas nécessaire de les chauffer. Encore une fois, il ne faut pas oublier d'enlever le bouchon. On tire les fesses de chaque côté afin d'élargir l'ouverture anale et on insère doucement la canule lubrifiée dans le rectum en pointant en direction du nombril. On presse ensuite le tube pour en vider le contenu dans le rectum et on retire la canule. Comme dans le cas des suppositoires, on peut serrer ensemble les fesses de l'enfant pour l'aider à conserver le médicament plus longtemps (dans le cas des lavements laxatifs, on garde le médicament jusqu'à ce que l'enfant semble prêt à aller aux toilettes, ce qui prend habituellement

entre deux et cinq minutes; certains autres types de lavements demandent un temps de contact plus élevé pour que le médicament soit absorbé). Après un lavement, il faut aussi se laver les mains avec de l'eau et du savon.

Administration topique (sur la peau)

1. Lavez-vous les mains.
2. Nettoyez la région affectée de la peau (à moins d'avis contraire de la part du médecin) et asséchez bien avec une serviette propre.
3. S'il s'agit d'un liquide ou d'un aérosol, agitez-le.
4. Appliquez sur la peau, tel que recommandé par le médecin ou le pharmacien. Si aucune recommandation n'a été faite, suivez ces conseils généraux:
   a. Crèmes, onguents, gels, solutions et lotions: habituellement en couche mince.
   b. Aérosol: tenez la bouteille à 6 pouces (ou 15 cm) de la peau et vaporisez sur la région affectée pendant plusieurs secondes.

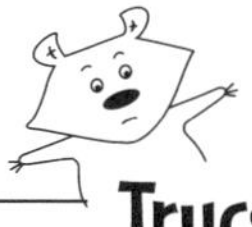

Trucs

Fruits et légumes

Mélangez le médicament avec les aliments suivants:

- concentré de jus de fruits congelé;
- compotes et purées de fruits;
- confitures;
- jus de légumes.

L'odeur amplifie le mauvais goût

- Certains ont plus de facilité à avaler un médicament qui a mauvais goût en se pinçant le nez.

5. Évitez que le médicament entre en contact avec les yeux, les oreilles ou la bouche de l'enfant ou les vôtres.
6. Relavez-vous les mains après l'administration du médicament.

Administration nasale

Les bébés et les jeunes enfants réagissent souvent très mal à l'administration nasale des médicaments qu'ils perçoivent comme une intrusion dans leur corps. Il est important de bien les préparer lorsqu'un médicament doit être donné de cette façon.

En gouttes

1. Lavez-vous les mains avant d'administrer le médicament.
2. Dites à votre enfant de souffler doucement avec son nez, s'il en est capable; pour les bébés, on utilise une poire de succion.
3. Positionnez votre enfant selon les suggestions suivantes:
   a. Pour un bébé: Prenez-le dans vos bras, sa tête penchée vers l'arrière. Un de ses bras devrait se trouver derrière vous. Vous pouvez retenir son autre bras avec votre main qui n'administre pas le médicament.
   b. Si l'enfant ne peut être tenu de cette manière, et s'il est aussi incapable de rester assis pendant toute la durée de l'intervention, couchez-le sur le dos en plaçant un petit oreiller ou un coussin sous ses épaules, ou encore couchez-le au bout du lit, sa tête penchée vers l'arrière.
   c. Les enfants plus âgés devraient s'asseoir et garder le dos droit tout en penchant leur tête vers l'arrière.
4. Avertissez votre enfant qu'il est possible qu'il goûte au médicament.
5. Si le médicament est froid, réchauffez-le dans vos mains pour qu'il soit à la température de la pièce.
6. Assurez-vous qu'il y a dans le compte-gouttes la quantité prescrite.

7. En essayant de ne pas toucher au nez, insérez le compte-gouttes dans la narine (environ 1/3 de pouce ou 0,8 cm).
8. Demandez à votre enfant de respirer par la bouche pendant que vous lui administrez le médicament.
9. Dirigez le compte-gouttes vers l'arrière de la narine et administrez le nombre de gouttes prescrit.
10. Après que le médicament a été administré, dites à votre enfant de garder sa tête penchée vers l'arrière pendant cinq minutes. Laissez-le recracher ce qui lui coule dans la bouche.
11. Demandez à votre enfant de ne pas se moucher pendant au moins deux minutes après la dernière goutte.

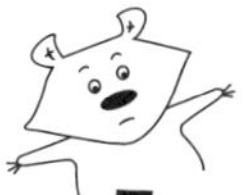

Trucs

Manger des bonbons ou de la gomme à mâcher

- Un bonbon dur que l'on suce aide à faire disparaître un arrière-goût tenace.
- Certaines gommes à mâcher sont très efficaces pour atténuer un arrière-goût.
- Des bonbons surs sont aussi excellents, car ils augmentent la salivation, ce qui chasse le mauvais goût.

Juste de l'eau!

- Voici le moyen à privilégier pour chasser le mauvais goût. Dites à l'enfant: «Après avoir pris ton médicament, tu pourras prendre autant d'eau que tu le voudras pour chasser le mauvais goût.» Cette technique a l'avantage de n'associer le médicament à rien d'autre. De plus, l'enfant comprend qu'il a un certain contrôle sur la situation désagréable.

12. Si l'enfant tousse, replacez-le en position assise (s'il ne l'est pas déjà). Surveillez sa respiration ou une toux excessive.
13. Rincez le compte-gouttes avec de l'eau chaude, asséchez-le bien et refermez la bouteille.

En aérosol

1. Demandez à votre enfant de souffler doucement par le nez s'il en est capable; pour les bébés, on peut utiliser une poire de succion.
2. Lavez-vous les mains avant d'administrer le médicament.
3. Positionnez votre enfant selon les suggestions faites précédemment.
4. Quand l'embout de l'aérosol est inséré dans une des narines (1/2 pouce ou 1,25 cm), l'autre narine doit être bouchée.
5. Pendant que votre enfant inspire par le nez, appuyez sur l'aérosol rapidement et fermement.
6. Si plus d'une vaporisation est prescrite, répétez l'intervention.
7. Demandez à votre enfant de ne pas se moucher pendant au moins deux minutes après la dernière vaporisation.
8. Rincez l'embout de l'aérosol avec de l'eau chaude, asséchez-le bien et refermez le contenant.

Crèmes et onguents nasaux

1. Les crèmes et onguents intranasaux doivent être appliqués sur une surface propre ; il est donc recommandé de bien moucher le nez de l'enfant avant de les appliquer.
2. Appliquez en couche mince aussi souvent que prescrit par le médecin.
3. À chaque application, enlevez ce qu'il reste de la précédente application de crème.

Inhalation (inhalateur et chambre d'espacement)

Lorsqu'un inhalateur (« pompe ») est nécessaire, il est recommandé de toujours l'utiliser avec une chambre d'espacement (par exemple *Aerochambre*MD). Le médicament est mieux absorbé de cette façon et il entraîne moins d'effets indésirables. Les chambres d'espacement existent en plusieurs formats. Choisissez la chambre d'espacement qui convient à l'âge de votre enfant.

1. Retirez l'embout protecteur de l'inhalateur.
2. Insérez l'inhalateur au bout de la chambre d'espacement et placez-le selon les indications suivantes :
   a. Pour bébés et jeunes enfants : placez le masque de la chambre d'espacement de façon à bien couvrir le nez et la bouche.

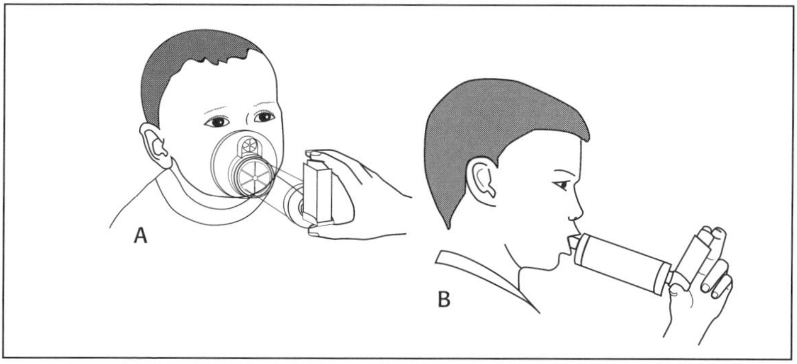

Figure 6 • Administration d'un médicament en inhalation à l'aide d'une chambre d'espacement
A. Pour un bébé
B. Pour un enfant

   b. Pour les enfants plus âgés : placez l'embout de la chambre d'espacement dans la bouche de l'enfant.
3. Appuyez sur l'inhalateur une fois pour vaporiser le médicament dans la chambre d'espacement.
4. Dites à votre enfant de respirer lentement plusieurs fois, en prenant des respirations profondes et en retenant sa respiration pendant plusieurs secondes.
5. Si le dispositif d'espacement siffle ou grince, cela peut signifier que l'enfant respire trop rapidement ou trop fort. Dites-lui de respirer plus lentement.

6. Attendez 30 secondes avant de vaporiser à nouveau.

La chambre d'espacement doit être lavée dès la première utilisation et une fois par semaine ensuite. Il faut la remplacer au bout de quatre à six mois afin de maintenir son efficacité.

La plupart des chambres d'espacement ne vont pas au lave-vaisselle. On les lave dans un bassin d'eau tiède contenant une goutte de savon. On l'agite vigoureusement afin de déloger les particules de médicament qui auraient pu y adhérer. On évite autant que possible d'utiliser une lavette ou un linge, pour ne pas abîmer la paroi de la chambre d'espacement et créer de l'électricité statique. Cela diminue l'efficacité de la chambre d'espacement, car le médicament colle alors davantage aux parois plutôt que d'aller dans les poumons. Le savon sert à réduire l'électricité statique. On doit donc laisser sécher à l'air libre, sans rincer. Attention, certains fabricants peuvent recommander une procédure d'entretien différente.

Le meilleur moment pour nettoyer la chambre d'espacement est probablement le soir, avant d'aller au lit puisqu'elle peut alors sécher pendant toute la nuit.

Injection

Injection sous-cutanée

Plusieurs médicaments peuvent être donnés de façon sous-cutanée à la maison, par exemple l'insuline, l'érythropoïétine (*Eprex*®), le g-csf (*Neupogen*®), l'énoxaparine (*Lovenox*®), la daltéparine (*Fragmin*®).

1. Avant de débuter, assurez-vous d'avoir tout le nécessaire pour bien administrer le médicament: seringues, aiguilles, vials du médicament et tampons d'alcool.
2. Lavez-vous les mains.
3. Vérifiez l'étiquette du médicament afin de vous assurer qu'il s'agit du bon médicament et qu'il n'est pas périmé.
4. Avec un tampon d'alcool, nettoyez le dessus du vial ainsi que la région de la peau où le médicament sera injecté.
5. Si le médicament n'est pas déjà en seringue, suivez les étapes suivantes:

a. Enlevez le bouchon protecteur de l'aiguille. Préparez la seringue pour injecter dans le vial la même quantité d'air que vous aurez à retirer en médicament, afin d'égaliser les pressions (exemple : 0,5 mL à retirer du vial donc 0,5 mL d'air à injecter dans le vial. Le piston de la seringue vide doit se trouver à 0,5 mL).

b. Placez le vial sur une surface dure et insérez l'aiguille de la seringue dans le bouchon de caoutchouc, injectez l'air.

c. Tenez le vial et la seringue dans une main et renversez-les. Prélevez la quantité prescrite de médicament sans prendre d'air (l'aiguille doit se trouver en tout temps dans le liquide). Prenez soin de chasser les bulles d'air.

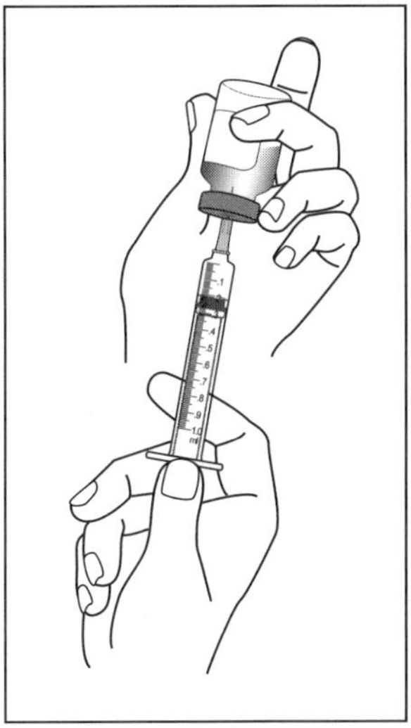

d. Retournez le vial et la seringue et redéposez-les sur une surface dure. Retirez l'aiguille du vial. Tirez un peu sur le piston de la seringue afin de retirer le médicament contenu dans l'aiguille.

e. Examinez la seringue afin de vous assurer qu'il n'y a pas de bulles d'air. Si des bulles sont encore présentes, tapez doucement sur la seringue afin de les faire monter vers l'aiguille. Lorsque toutes les bulles sont dans l'aiguille, repoussez le piston jusqu'à ce qu'un peu de liquide sorte de l'aiguille. De cette façon, il n'y a plus d'air dans la seringue et l'aiguille.

f. Assurez-vous que le volume est exact, sinon répétez les étapes précédentes jusqu'à ce que vous obteniez le volume exact, sans bulle d'air.

6. Pincez la peau au site d'injection (voir figure 8) et insérez rapidement l'aiguille à un angle de 90°. La figure 7 présente les sites d'injection sous-cutanées les plus fréquemment utilisés. Cependant, certains de ces sites pourraient ne pas convenir à de très jeunes enfants ou dans certaines conditions. Suivez les directives de votre médecin pour connaître les sites d'injection qui conviennent le mieux à votre enfant.

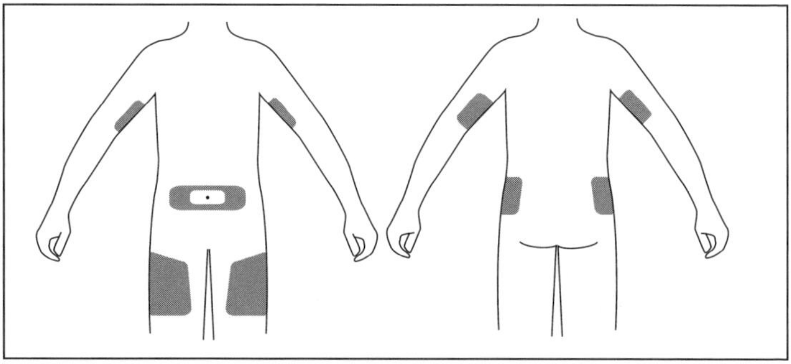

Figure 7 • Sites d'injection habituels

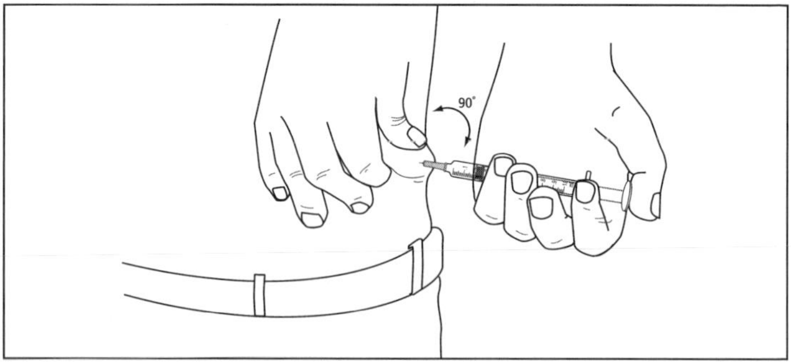

Figure 8 • Méthode d'injection

7. Appuyez sur le piston de la seringue pour injecter le médicament.
8. Retirez l'aiguille et jetez-la avec la seringue dans un contenant prévu à cet effet.

En tout temps, durant la préparation et l'injection, évitez de toucher à l'aiguille afin de ne pas la contaminer et de ne pas vous blesser.

Administration ophtalmique (dans les yeux)

Il est assez fréquent que l'on doive utiliser des médicaments ophtalmiques pour des enfants. Cependant, cette expérience peut être très marquante pour ceux-ci (comme pour les parents !). En effet, les petits perçoivent ce geste comme étant très intrusif.

La plupart des médicaments sur le marché se présentent sous forme de gouttes ou d'onguents.

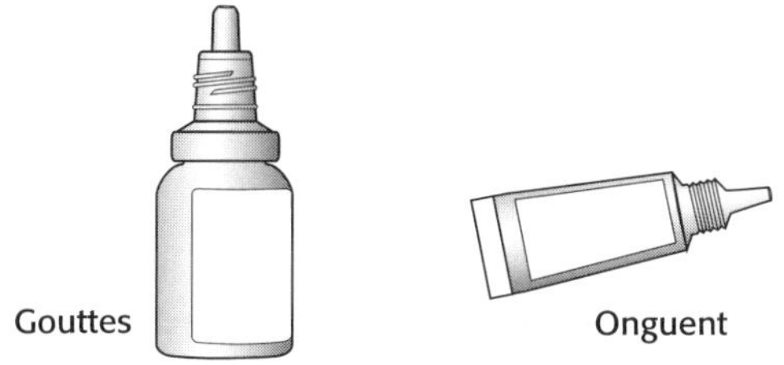

Figure 9

	Définition	Commentaire
Gouttes		
Solution	Le médicament est dissous dans un liquide. La solution est claire.	Elle est rapidement mélangée aux larmes. Elle peut créer une sensation de brûlure.
Suspension	Le médicament se présente en fines particules dans un liquide.	Elle est conçue pour rester plus longtemps dans l'œil. Elle peut créer une sensation de brûlure. Agitez avant d'utiliser.
Onguents	Le médicament est dissous ou suspendu dans une base semblable à la gelée de pétrole.	L'onguent est conçu pour fondre à la température du corps. Il permet un temps de contact plus long avec l'œil. Il embrouille la vision pendant quelques instants.

Gouttes ophtalmiques

Avant le premier usage, il est conseillé de s'assurer que le produit est bien destiné à un usage ophtalmique. Il arrive que certains produits soient destinés à la fois à un usage ophtalmique et otique (dans les oreilles). Aussi, il est bon de vérifier la date d'expiration.

1. Agitez la bouteille une dizaine de secondes s'il s'agit d'une suspension.
2. Lavez-vous les mains au savon et à l'eau. Nettoyez la paupière et les cils pour enlever les sécrétions et les écoulements purulents.
3. Positionnement
   a. Couchez l'enfant sur un lit ou au sol. Vous pouvez placer un oreiller sous ses épaules afin que son cou soit en légère extension. Si l'enfant se débat, vous pouvez vous asseoir à genoux à sa tête et la placer entre vos cuisses. Il est important d'immobiliser l'enfant pour prévenir des lésions oculaires.
   b. Essayez de créer une ambiance calme afin de diminuer le risque d'aggraver une lésion oculaire et de réduire les pleurs qui diluent le médicament et atténuent son action.
   c. Les enfants plus âgés peuvent demeurer assis et renverser la tête vers l'arrière.

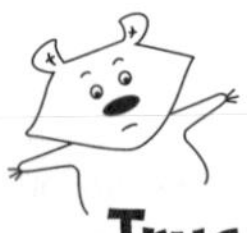

Truc

Ai-je bien mis ma goutte?

- Quand un enfant apprend à s'administrer lui-même une solution ophtalmique, il a parfois de la difficulté à sentir si la goutte atteint ou non sa cornée. On peut alors conserver cette solution au réfrigérateur (seulement durant la période d'entraînement). Du fait que la température est basse et que la goutte est froide, l'enfant la sent davantage se distribuer sur sa cornée.

4. Enlevez le bouchon et tournez le contenant vers le bas. Assurez-vous que le bout du contenant ne touche à rien.
5. Abaissez doucement la paupière inférieure pour former une poche et faites-y tomber la goutte.
6. Les jeunes enfants peuvent fermer leurs yeux avec beaucoup de force. Si cela se produit, il vous faudra séparer doucement leurs paupières à l'aide du bout de votre index et de votre majeur.
7. Une fois la goutte administrée, laissez la paupière reprendre sa position initiale.
8. On peut dire aux enfants plus âgés de faire bouger leurs yeux de gauche à droite et de bas en haut, tout en les gardant fermés.
9. Appliquez ensuite une pression pendant quelques minutes, avec votre pouce et votre index, sur le canal nasolacrymal situé de chaque côté du haut du nez.
10. Après deux minutes, l'excédent peut être essuyé.
11. Si vous devez administrer plus d'un type de gouttes, attendez cinq minutes entre chacune. Demandez au pharmacien dans quel ordre administrer ces gouttes. Il est important de respecter le nombre de gouttes prescrites à chaque administration, afin de limiter le risque d'effets indésirables.

Onguent ophtalmique

Avant le premier usage, il est conseillé de s'assurer que le produit est bien destiné à un usage ophtalmique. En effet, certains produits sont destinés à la fois à un usage ophtalmique et otique (dans les oreilles). Aussi, il est bon de vérifier la date d'expiration.

1. Lavez-vous les mains au savon et à l'eau. Nettoyez la paupière et les cils de toute sécrétion ou écoulement purulent.
2. Positionnement
   a. Couchez l'enfant sur un lit ou au sol. Vous pouvez placer un oreiller sous ses épaules afin que son cou

soit en légère extension. Si l'enfant se débat, vous pouvez vous asseoir à genoux à sa tête et la placer entre vos cuisses. Il est important d'immobiliser l'enfant pour prévenir des lésions oculaires.

b. Essayez de créer une ambiance calme afin de diminuer le risque d'aggraver une lésion oculaire et de réduire les pleurs qui diluent le médicament et atténuent son action.

c. Les enfants plus âgés peuvent demeurer assis et renverser la tête vers l'arrière.

3. Enlevez le bouchon et tournez le contenant vers le bas. Assurez-vous que le bout du contenant ne touche à rien.
4. Abaissez doucement la paupière inférieure pour former une poche.
5. Laissez couler un mince filet d'onguent d'environ un centimètre dans la poche formée en abaissant ainsi la paupière inférieure.
6. Idéalement, l'enfant devrait ensuite garder les yeux fermés pendant quelques minutes.
7. Il est normal que sa vue soit momentanément embrouillée après l'administration d'un onguent ophtalmique.

Administration otique (dans les oreilles)

La voie otique est habituellement utilisée pour traiter un problème qui concerne la partie externe de l'oreille. Lorsque les structures situées derrière le tympan sont atteintes, on a plutôt recours à un traitement systémique, c'est-à-dire par la bouche ou intraveineux.

Avant d'utiliser des gouttes otiques conservées au réfrigérateur, il faut les réchauffer pour qu'elles atteignent la température de la pièce afin d'éviter l'inconfort (nausées ou vertiges). Il est facile de réchauffer les gouttes en roulant la bouteille doucement dans ses mains.

1. Le nourrisson et le jeune enfant doivent être couchés sur le côté, l'oreille affectée vers le haut. Vous devez vous assurer que l'enfant ne bougera pas la tête pendant

l'intervention, en le retenant doucement mais fermement. On peut emmailloter confortablement le jeune bébé dans sa couverture et le placer de côté. L'enfant plus âgé peut pencher sa tête sur le côté.

2. S'il y a présence de cérumen (cire) dans l'oreille, celle-ci devrait être nettoyée avant l'administration des gouttes. Également, tout écoulement provenant de l'oreille doit être doucement enlevé pour prévenir l'irritation de la peau et la contamination du contenant de gouttes. On peut utiliser de l'eau tiède ou une solution saline pour nettoyer le pavillon de l'oreille.
3. Positionnement
   a. Enfants de moins de 3 ans : tirez doucement le lobe de l'oreille vers le bas et ensuite vers l'arrière, car leur canal auditif est plutôt droit.

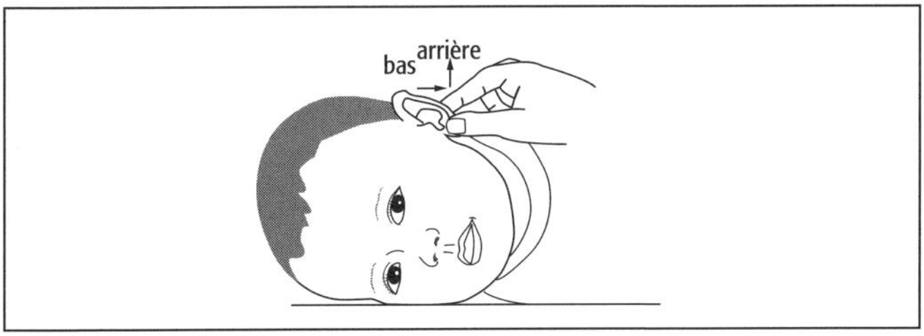

Figure 10 • Administration de gouttes otiques chez l'enfant de moins de 3 ans

   b. Enfants de 3 ans et plus : tirez le pavillon de l'oreille vers le haut et ensuite vers l'arrière, car leur canal auditif est en angle.

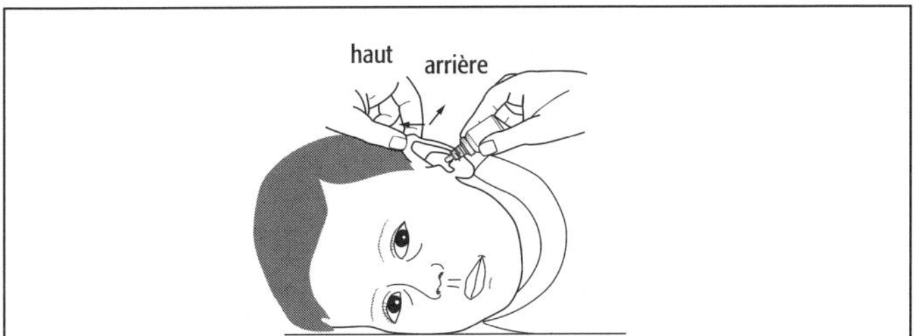

Figure 11 • Administration de gouttes otiques chez l'enfant de 3 ans ou plus

4. Dirigez l'embout du contenant vers les parois du canal plutôt que vers le tympan, car cela pourrait s'avérer douloureux.
5. Habituellement, il faut de trois à cinq gouttes pour bien remplir le canal auditif.
6. Laissez l'enfant sur le côté pendant quelques minutes.
7. Il **n'est pas recommandé** d'appliquer une ouate sur l'oreille, elle pourrait absorber le liquide.
8. On doit insister pour que l'enfant évite de toucher à son oreille ou de placer ses doigts dans le canal auditif.

Antibiothérapie à domicile

Si votre enfant doit recevoir des antibiotiques intraveineux durant plusieurs jours afin de traiter une infection, il se peut que ces antibiotiques soient donnés à la maison au moyen d'une pompe automatique. Cependant, ce ne sont pas tous les antibiotiques qui peuvent être donnés ainsi.

Tant qu'il aura besoin du médicament, votre enfant aura à porter une pompe qui administrera l'antibiotique à la bonne dose et à la bonne heure. L'antibiotique intraveineux sera contenu dans une cassette ou un sac rattaché à la pompe.

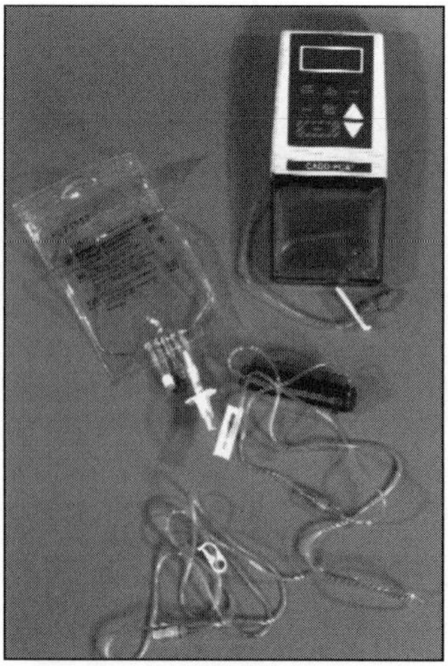

Figure 12 • Pompe pour l'administration des antibiotiques à domicile

Ces antibiotiques sont préparés soit par la pharmacie de l'hôpital soit par une pharmacie spécialisée dans la préparation de tels médicaments.

Une infirmière des soins à domicile vous aidera pour ce qui est de l'utilisation de la pompe et du branchement des tubulures. Le pharmacien vous renseignera sur les effets secondaires, l'administration et le mode de conservation de l'antibiotique.

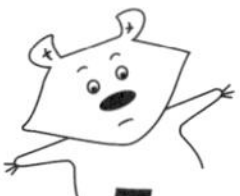

Trucs

Le froid à la rescousse

- Lorsqu'un médicament liquide est froid, son goût est moins mauvais. Vérifiez avec votre pharmacien si vous pouvez le réfrigérer.
- Vous pouvez aussi faire sucer de la glace ou une sucette glacée (« popsicle ») à l'enfant avant d'administrer le médicament.

Que faire quand l'enfant crache le médicament?

Si votre enfant crache son médicament, vous pouvez lui redonner la dose entière. La quantité de médicament qui reste dans la bouche de l'enfant lorsqu'il crache est minime et on considère qu'il n'en a pas reçu.

Et s'il vomit?

Règle générale, si l'enfant vomit dans les dix minutes suivant la prise d'un médicament, on peut lui redonner une dose complète car on considère qu'il n'a pas eu le temps d'en absorber une quantité significative. Passé ces dix minutes, la situation est plus délicate. Chaque médicament n'est pas absorbé à la même vitesse et il est préférable de contacter son pharmacien pour connaître la bonne conduite à tenir.

La conservation des médicaments

Quel est le meilleur endroit pour conserver les médicaments ?

Les médicaments sont des substances sensibles qui peuvent être dégradées par l'humidité, la chaleur ou le gel. Les médicaments ne devraient être exposés à aucune de ces situations extrêmes.

Les médicaments qui doivent être conservés à température de la pièce devraient être rangés dans un endroit sec, frais, à l'abri du soleil et du gel, par exemple dans une armoire ou un tiroir de la cuisine ou de la chambre à coucher, dans un endroit inaccessible aux enfants.

La salle de bain n'est pas l'endroit idéal pour conserver les médicaments, à cause de la chaleur et de l'humidité importantes.

De plus, les médicaments devraient toujours être conservés dans les contenants originaux fournis par la pharmacie. En effet, l'étiquette donne de l'information sur le médicament, sa teneur et sa posologie. En cas d'ingestion accidentelle, ces renseignements peuvent être très utiles.

On ne doit jamais mélanger différents médicaments dans un même contenant.

Tout changement de couleur, de forme ou de consistance du médicament est inacceptable. Dans un tel cas, il faut jeter le médicament.

L'expiration des médicaments

Chaque comprimé, capsule, crème ou millilitre de solution contient une quantité bien précise de médicament. Une date d'expiration est fixée afin de s'assurer que cette quantité reste la même.

Il est donc très important de toujours vérifier la date d'expiration des médicaments avant de les administrer. Il est préférable de se défaire des médicaments périmés afin d'éviter une ingestion accidentelle. La plupart des pharmacies de quartier peuvent récupérer les médicaments périmés et en disposer en toute sécurité et de façon écologique.

Les comprimés, les capsules, les solutions orales et les aérosols sont bons jusqu'à la date fixée par le fabricant ou par la pharmacie qui les sert.

Avec les crèmes et les onguents, ainsi qu'avec les médicaments pour les yeux et les oreilles, il faut suivre les directives suivantes afin d'éviter que le médicament soit contaminé :

- crème ou onguent en tube : un an après l'ouverture ;
- crème ou onguent en pot : trois mois après l'ouverture ;
- onguent ophtalmique : un mois après l'ouverture ;
- gouttes ophtalmiques : un mois après l'ouverture ;
- gouttes otiques : un mois après l'ouverture.

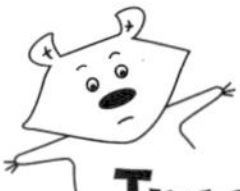

Trucs

Attention aux mélanges avec des aliments !

- Assurez-vous toujours que vous pouvez mélanger le médicament avec des aliments. Informez-vous auprès du pharmacien.
- Il faut également s'assurer que l'enfant reçoit toute sa dose. Parfois, en mélangeant avec des aliments un médicament qui a mauvais goût, on augmente la quantité à prendre... et le mauvais goût dure encore plus longtemps !

Les pharmaciens peuvent parfois améliorer le goût

- Certains pharmaciens savent comment modifier le goût des médicaments. Ils utilisent plusieurs essences : raisin, pomme, pina colada... Dans certains cas, l'amélioration est notable. Renseignez-vous.

Ingestion accidentelle

Il faut éviter d'exposer des enfants à des produits dangereux. Les petits sont curieux, ils explorent le monde avec tous leurs sens, et cela risque de les mettre en contact avec des poisons, qu'il s'agisse de médicaments ou d'autres produits. La plupart des intoxications pédiatriques sont accidentelles et rarement mortelles, mais il s'agit tout de même d'un problème fréquent. En 2001, au Québec, près de 48 000 intoxications ont été déclarées ; de ce nombre, quelque 43 % étaient liées à des médicaments et près de 40 % sont survenues chez des enfants de moins de 6 ans.

Liste des 10 principaux produits qui ont causé des intoxications à des enfants de moins de 6 ans au Québec en 2001

- Acétaminophène
- Cosmétiques (autres que parfum et shampooing)
- Plantes
- Nettoyants domestiques
- Médicaments contre la grippe
- Pesticides
- Hydrocarbures (peintures, diluants, vernis, décapants)
- Antibiotiques
- Vitamines, avec ou sans fer
- Aliments

Quelle est la meilleure façon de prévenir les ingestions accidentelles?

La meilleure façon de prévenir les ingestions accidentelles est de conserver tous les médicaments et produits dangereux **HORS DE LA PORTÉE DES ENFANTS**. Les enfants sont extrêmement curieux, peu importe leur âge, et cette curiosité ne devrait jamais être sous-estimée. Certains médicaments sont, par leur couleur ou leur forme, très attrayants pour les enfants. Ils peuvent facilement être confondus avec des bonbons.

On ne peut se fier à la protection qu'apportent les contenants de sécurité, car les enfants arrivent souvent à les ouvrir, même si cela leur prend un peu plus de temps qu'un adulte. Les enfants ne devraient pas avoir accès facilement aux médicaments, que ceux-ci soient placés dans une armoire ou au réfrigérateur. Les médicaments devraient toujours être conservés dans des lieux inaccessibles. Pour ce qui est du réfrigérateur, comme il est très difficile de le verrouiller, la meilleure solution consiste à mettre le médicament sur la tablette la plus haute et de le cacher derrière d'autres produits.

Les enfants devraient toujours être sous haute surveillance lorsqu'ils se trouvent dans un endroit où des produits dangereux sont entreposés, qu'ils soient accessibles ou non pour l'enfant (garage, cuisine, cabane de jardin). Il suffit d'une fraction de seconde d'inattention pour qu'un enfant goûte à un produit toxique qui lui semble attrayant. Certaines substances sont mortelles, même à une très petite dose. Il faut aussi être extrêmement vigilant lorsque l'enfant est en visite et que des substances potentiellement dangereuses (médicaments, produits toxiques, etc.) sont à portée de sa main (chez les grands-parents par exemple).

Que faire en cas d'ingestion accidentelle?

- **Restez calme**. La panique n'aidera pas votre enfant et pourrait même retarder la mise en place de traitements, s'il y a lieu. La grande majorité des intoxications sont sans conséquences graves.

- **Enlevez de la portée de l'enfant tout contenant de médicaments et toute autre substance dangereuse. Conservez-le plutôt avec vous.** Les renseignements sur l'étiquette sont nécessaires afin d'évaluer la gravité de l'intoxication et la nécessité de procéder à des traitements.
- **Gardez l'enfant sous haute surveillance.** Certains médicaments pourraient rendre votre enfant somnolent ou le faire tomber. Il est préférable qu'il reste près de vous, en position assise ou couchée.
- **Téléphonez au Centre anti-poison ou au 9-1-1.** Ne tentez pas de faire vomir votre enfant avant qu'un professionnel ne vous ait indiqué de le faire, car cela est contre-indiqué pour certaines substances. Gardez toujours à portée de la main le numéro du Centre anti-poison. Restez calme afin de pouvoir fournir les renseignements nécessaires.

Centre anti-poison du Québec
24 heures sur 24
1 800 463-5060

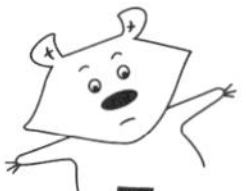

Truc

Un peu d'entraînement pour avaler des comprimés!

- Votre enfant peut s'exercer à avaler des comprimés. Les médicaments sont souvent moins chers en comprimés qu'en liquide.
- Faites faire l'exercice avec des bonbons de la taille des comprimés (*Smarties*®, *M&M*®, etc.)
- Faites-lui prendre une petite bouteille d'eau ou de boisson gazeuse (soda) avec un goulot étroit: pour y boire, l'enfant doit relever la tête, et cela évite que le comprimé colle à sa gorge.

Les produits naturels

« Plus de la moitié des Canadiens prennent régulièrement des vitamines, des minéraux, des produits à base de plantes et des préparations homéopathiques. Partout, à la télévision, à la radio, dans les magazines et les quotidiens, et maintenant sur le Web, la publicité vante les mérites et les bienfaits des produits de santé naturels. Mais on mentionne rarement qu'ils peuvent avoir des effets indésirables ou des interactions avec les médicaments nécessitant une ordonnance ou achetés au comptoir de la pharmacie (...). Les plantes et les produits naturels ne sont pas tous sans risque. On n'a qu'à penser aux champignons toxiques, à l'herbe à puce, à l'herbe à poux ou au tabac pour comprendre que l'effet des plantes ou des produits de santé naturels peut parfois être dommageable ou nuisible à la santé. L'effet thérapeutique de certaines substances, telles que les plantes, n'est pas le fruit du hasard. Ce sont leurs constituants chimiques qui, en agissant sur l'organisme humain, peuvent exercer cet effet[1]. »

Auparavant, les produits de santé naturels n'étaient pas soumis à une réglementation stricte quant à leur mise en marché puisqu'ils étaient vendus comme aliments et non comme médicaments. En les classant comme aliments, les affirmations sur leurs bienfaits pour la santé étaient très limitées et les étiquettes ne comportaient pas suffisamment de renseignements sur leur sécurité. De plus, ces produits n'étaient pas soumis à un contrôle strict lors de leur fabrication, ce qui entraînait des écarts de doses par rapport à ce qui était indiqué sur l'étiquette ou

1. *Parlez-en avec votre médecin ou votre pharmacien*. Collège des médecins du Québec, Ordre des pharmaciens du Québec.

une contamination par des impuretés lors de la fabrication du produit. De plus, les études concernant leur efficacité et leur sécurité étaient et sont toujours extrêmement rares puisque non requises par la loi.

En janvier 2004, un Règlement sur les produits de santé naturels a été émis par Santé Canada. Ce règlement a pour but de faciliter l'accès à toute une gamme de produits de santé naturels sûrs, efficaces et de haute qualité. L'étiquette comportera davantage de renseignements pour permettre au consommateur de prendre des décisions éclairées. Le consommateur pourra avoir davantage confiance en la sécurité et l'efficacité des produits de santé naturels puisqu'ils auront reçu une approbation réglementaire et que les allégations de santé seront appuyées par des preuves scientifiques appropriées. Cependant, cela prendra un certain temps avant que tous les produits naturels ne soient soumis à ce règlement. Par conséquent, pendant ce temps, la qualité, la teneur des éléments constituants ou la stabilité des produits peut varier. Leur sûreté n'est pas assurée.

C'est pourquoi l'utilisation des produits naturels, particulièrement chez les enfants, doit se faire avec une certaine prudence. Il est préférable de toujours vérifier auprès d'un médecin ou d'un pharmacien si le produit naturel que vous désirez utiliser est sans danger.

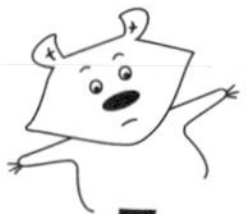

Truc

Prendre en charge ses médicaments

- Il est essentiel de faire participer les enfants à l'administration de leurs médicaments. On peut utiliser un calendrier ou en fabriquer un avec une simple feuille blanche, pour marquer le nombre total de doses à prendre. À chacune des doses reçues, l'enfant réalise un petit dessin sur son calendrier. Il peut faire cela à la garderie ou même à l'école.

Les médicaments à la garderie

Selon le règlement sur les centres de la petite enfance et les garderies (L.R.Q., c. C-8.2, a.73), un membre du personnel de ces organismes ne peut administrer un médicament sans l'autorisation écrite du parent et d'un médecin. Pour un médicament prescrit (par exemple un antibiotique), les renseignements inscrits par le pharmacien sur l'étiquette font foi de l'autorisation du médecin. Sauf pour l'acétaminophène, les solutions orales de réhydratation, l'insectifuge, la lotion calamine, la crème pour les fesses à base d'oxyde de zinc et la crème solaire sans PABA, seul un médicament fourni par le parent peut être administré à un enfant. L'administration d'un médicament à un enfant en centre de la petite enfance ou en garderie doit être enregistrée dans un registre tenu à cette fin.

Il peut devenir difficile de gérer la prise de médicaments lorsque des doses doivent être prises durant la journée à la garderie ou à l'école. Voici quelques consignes utiles afin de faciliter l'administration des médicaments.

- S'assurer que la personne qui administre le médicament sait bien comment le faire et connaît la condition de l'enfant.
- S'assurer que le médicament est conservé de manière appropriée (par exemple si le médicament doit être réfrigéré, y a-t-il un réfrigérateur sur place ?). L'espace de rangement doit être hors de la portée des enfants, à l'écart des denrées alimentaires et sous clé.

- Faire un horaire d'administration des médicaments pour votre enfant et cocher ou encercler les doses qui ont été administrées afin de ne pas donner de doses en double. Il est également important que la personne qui a administré le médicament appose ses itiniales dans la case appropriée. Votre pharmacien peut vous aider à faire cet horaire. Il existe plusieurs façons différentes de faire un horaire d'administration des médicaments. Vous en trouverez un exemple à la page suivante.
- Afin d'éviter les oublis, avoir une bouteille de médicament pour la maison et une autre pour la garderie ou l'école.
- Lorsque l'enfant est assez grand, on peut lui donner la responsabilité de s'occuper de ses médicaments tout en ayant soin de désigner un adulte qui pourra s'assurer de la prise du médicament.
- S'il est trop difficile d'administrer le médicament à la garderie ou à l'école, discuter avec votre médecin ou votre pharmacien pour savoir si un changement d'horaire ou de médicament est possible.

Ces consignes peuvent aussi s'appliquer dans des cas de familles séparées où l'enfant vit en alternance chez le père et la mère ou chez un autre membre de la famille.

Mars

Lun	Mar	Mer	Jeu	Ven	Sam	Dim
	1	**2**	**3**	**4**	**5**	**6**
7	**8**	**9** ~~Amoxi 20h00~~	**10** ~~Amoxi 8h00~~ TL ~~Amoxi 14h00~~ SM ~~Amoxi 20h00~~	**11** ~~Amoxi 8h00~~ SM ~~Amoxi 14h00~~ TL ~~Amoxi 20h00~~	**12** ~~Amoxi 8h00~~ SM Amoxi 14h00 Amoxi 20h00	**13** Amoxi 8h00 Amoxi 14h00 Amoxi 20h00
14 Amoxi 8h00 Amoxi 14h00 Amoxi 20h00	**15** Amoxi 8h00 Amoxi 14h00 Amoxi 20h00	**16** Amoxi 8h00 Amoxi 14h00 Amoxi 20h00	**17** Amoxi 8h00 Amoxi 14h00 Amoxi 20h00	**18** Amoxi 8h00 Amoxi 14h00 Amoxi 20h00	**19** Amoxi 8h00 Amoxi 14h00 Amoxi 20h00	**20** Amoxi 8h00 Amoxi 14h00 Amoxi 20h00
21	**22**	**23**	**24**	**25**	**26**	**27**
28	**29**	**30**	**31**			

Horaire d'administration des médicaments

QUELQUES AFFECTIONS COURANTES ET LA FAÇON DE LES TRAITER

■ LA FIÈVRE

La fièvre est très courante chez les enfants. Elle est généralement un signe de lutte contre une infection. Il n'y a pas nécessairement de lien entre la gravité de l'infection et le degré de fièvre. Chez les enfants de moins de deux ans, la présence de fièvre doit toujours être suivie de près.

Qu'est-ce qu'une température normale ?

Après avoir pris la température de votre enfant, consultez le tableau suivant pour savoir s'il fait de la fièvre. La variation normale diffère selon la méthode utilisée.

Méthode utilisée	Variation normale de la température
Rectum	36,6° C à 38,0° C (97,9° F à 100,4° F)
Bouche	35,5° C à 37,5° C (95,9° F à 99,5° F)
Aisselle	34,7° C à 37,3° C (94,5° F à 99,1° F)
Oreille	35,8° C à 38,0° C (96,4° F à 100,4° F)

Source : Comité de la pédiatrie communautaire de la SCP, mars 2003.

Ces renseignements ne devraient pas remplacer les soins et les conseils médicaux de votre médecin. Ce dernier peut recommander des variations au traitement en tenant compte de la situation et de l'état de votre enfant.

Comment prendre la température d'un enfant [1]

Lorsqu'un enfant souffre d'une infection (causée par une bactérie ou un virus), il est normal qu'il fasse de la fièvre. La fièvre ne lui fait aucun mal. En général, elle disparaît au bout de 72 heures (trois jours).

Les bébés de moins de 6 mois devraient voir le médecin lorsqu'ils font de la fièvre. Les enfants fiévreux plus âgés qui, autrement, semblent en bonne santé et qui boivent assez de liquide, peuvent être soignés à la maison. Cependant, ils devraient également consulter un médecin si la fièvre persiste plus de 48 heures.

Il existe plusieurs moyens de prendre la température d'un enfant :

- par voie rectale (par le rectum ou les fesses)
- par voie buccale (par la bouche)
- par voie axillaire (sous l'aisselle)
- par voie auriculaire (par l'oreille)

La méthode que vous choisirez devrait dépendre de l'âge de votre enfant. Il est important que la mesure soit exacte. Par exemple, la température rectale est la plus précise pour les enfants de moins de 2 ans. Cependant, la plupart des enfants n'aiment pas qu'on prenne leur température de cette façon. Bien que la prise de la température sous l'aisselle ne soit pas aussi précise, elle vous indiquera si votre enfant fait de la fièvre. S'il en fait, vous pourrez prendre sa température par voie rectale pour obtenir une lecture exacte.

Le guide à la page suivante vous aidera à choisir la méthode à privilégier.

1. La section « Comment prendre la température d'un enfant » provient du site www.soinsdenosenfants.cps.ca et est reproduite avec l'autorisation de la Société canadienne du pédiatrie.

Âge	**Techniques recommandées**	
De la naissance à 2 ans	*Premier choix*:	Rectum (pour obtenir une lecture exacte)
	Deuxième choix:	Aisselle (pour vérifier si le bébé fait de la fièvre)
De 2 à 5 ans	*Premier choix*: *Deuxième choix*: *Troisième choix*:	Rectum Oreille Aisselle
Plus de 5 ans	*Premier choix*: *Deuxième choix*: *Troisième choix*:	Bouche Oreille Aisselle

Consignes pour prendre la température

Pour obtenir une lecture exacte de la température de votre enfant, assurez-vous d'utiliser la bonne technique. Voici quelques conseils pour vous aider.

La Société canadienne de pédiatrie ne recommande pas l'usage des thermomètres au mercure. Une exposition accidentelle à cette substance toxique est possible en cas de bris du thermomètre. On recommande plutôt un thermomètre numérique.

Rectum

- Nettoyez le thermomètre à l'eau fraîche et savonneuse, puis rincez-le.
- Couvrez le bout argenté de gelée de pétrole (par exemple Vaseline®).
- Placez l'enfant sur le dos, les genoux pliés.
- Insérez doucement le thermomètre dans le rectum, à environ 2,5 cm (1 po), tout en le maintenant entre les doigts.
- Au bout d'une minute environ, vous entendrez le signal sonore. Retirez le thermomètre numérique et lisez la température.
- Nettoyez le thermomètre.

Bouche

Cette méthode **n'est pas recommandée pour les enfants de moins de 5 ans**.

- Nettoyez le thermomètre à l'eau fraîche et savonneuse, puis rincez-le.
- Placez soigneusement le bout du thermomètre sous la langue de votre enfant. Assurez-vous que la bouche de votre enfant est fermée et laissez le thermomètre en place pendant une minute, jusqu'à ce que vous entendiez le signal sonore.
- Retirez le thermomètre numérique et lisez la température.
- Nettoyez le thermomètre.

Aisselle

Règle générale, cette méthode est utilisée pour vérifier si un nouveau-né ou un jeune enfant fait de la fièvre. Si votre enfant a moins de 2 ans et que vous découvrez qu'il fait de la fièvre, confirmez votre lecture en prenant sa température par voie rectale.

- Utilisez un thermomètre rectal ou buccal.
- Nettoyez le thermomètre à l'eau fraîche et savonneuse, puis rincez-le.
- Placez le bout du thermomètre au centre de l'aisselle. Assurez-vous que le bras de votre enfant est bien collé sur son corps.
- Au bout d'une minute environ, vous entendrez le signal sonore. Retirez le thermomètre numérique et lisez la température.
- Nettoyez le thermomètre.

Oreille

- N'utilisez pas cette méthode pour des enfants de moins de 2 ans.
- Utilisez chaque fois un embout propre (ou couvre-sonde) et suivez attentivement les directives du fabricant.
- Tirez doucement sur l'oreille, vers l'arrière. Le conduit auditif se redressera et laissera la voie libre jusqu'au tympan.

- Insérez doucement le thermomètre jusqu'à ce que l'orifice du conduit auditif soit entièrement bloqué.
- Appuyez sur le bouton et maintenez-le enfoncé pendant une seconde. Retirez le thermomètre numérique et lisez la température.

Comment traite-t-on la fièvre ?

L'acétaminophène

C'est le meilleur médicament à administrer contre la fièvre. Les instructions sur l'emballage permettent de savoir quelle dose administrer. Chaque formulation est différente et il est important de bien lire sur l'emballage ou de s'informer auprès du pharmacien. On observe en général une diminution de la température une heure après la dose. L'effet dure de quatre à six heures. Il est important de ne pas donner plus de cinq doses en 24 heures. L'acétaminophène est aussi efficace contre la douleur présente dans différentes infections. Les produits qui contiennent de l'acétaminophène sont *Tempra*^MD^, *Tylenol*®, *Atasol*®, etc. Il faut bien lire les étiquettes, car il existe de très nombreuses versions de ce produit, et certaines d'entre elles contiennent d'autres médicaments dont votre enfant n'a pas nécessairement besoin.

L'ibuprofène

Comme l'acétaminophène, l'ibuprofène peut être administré pour traiter la fièvre. L'ibuprofène fait effet un peu plus longtemps que l'acétaminophène, ce qui peut être avantageux. L'effet d'une dose peut durer huit heures.

Il ne faut pas donner plus de 4 doses en 24 heures et il ne faut pas en administrer à de jeunes bébés.

Ne pas donner d'aspirine (acide acétylsalicylique).

On croit que l'aspirine est associée, chez les enfants, à une maladie très rare et très grave, le syndrome de Reye. Il s'agit d'une affection pouvant porter atteinte au foie et au cerveau. On ne connaît pas très bien la cause de cette maladie, mais elle semble reliée à l'utilisation d'aspirine chez des enfants fiévreux. C'est pourquoi ce traitement n'est pas recommandé.

À quel moment doit-on aller voir le médecin ?

- Si la température de l'enfant est supérieure à 39 ° C (102 ° F).
- Si l'enfant est plus irritable qu'à l'habitude ou s'il est particulièrement somnolent.
- Si l'enfant a moins de 6 mois et qu'il fait de la fièvre, il faut communiquer avec le médecin.
- S'il y a présence d'éruptions cutanées.

■ La constipation

La constipation est un problème difficile à définir puisque la fréquence normale des selles varie beaucoup d'une personne à l'autre. Par exemple, certains bébés auront de cinq à six selles par jour, mais des bébés allaités peuvent n'avoir qu'une selle par dix jours ! On définit alors la constipation comme l'élimination peu fréquente, par rapport à une normale « personnelle », de selles dures et sèches.

Qu'est-ce qui cause la constipation ?

Les causes de constipation sont multiples, mais la plupart d'entre elles sont bénignes et faciles à régler. Quelques causes de constipation :

- un apport alimentaire faible en fibres (contenues dans les fruits, les légumes et les céréales) ;
- un apport alimentaire élevé en jus, en lait et autres produits laitiers qui peuvent couper l'appétit. L'enfant aura alors moins tendance à manger d'autres aliments qui aident au bon fonctionnement des intestins (aliments riches en fibres) ;
- l'entraînement à la propreté chez les jeunes enfants (les douleurs que l'enfant ressent parfois au moment d'éliminer des selles dures peuvent occasionner la peur de retourner aux toilettes, ce qui empire le problème – et la douleur).

Comment éviter la constipation ?

- Si une cause alimentaire est établie, on modifie les habitudes alimentaires en donnant à l'enfant beaucoup de liquide (surtout de l'eau) et en augmentant l'apport en fibres (fruits, légumes et céréales, par exemple). On lui donnera les quantités de lait et de produits laitiers recommandées pour son âge. À cet effet, consultez le *Guide alimentaire canadien*[3] et préférez de vrais fruits aux jus de fruits.

- L'exercice physique est également une bonne façon d'éviter la constipation.
- On peut aussi améliorer la situation en instaurant une « routine », par exemple en se réservant assez de temps pour aller aux toilettes après le petit-déjeuner, tout en évitant la pression et le stress qui accompagnent souvent la défécation chez les enfants constipés.

Et si ça ne fonctionne pas ?

- Si le problème ne se règle pas avec un changement d'alimentation et d'habitudes de vie, on peut essayer certains médicaments émollients qui modifient la consistance des selles, comme le docusate de sodium (*Colace*®) ou l'huile minérale (*Lansoyl*®).
  - L'huile minérale n'est pas recommandée pour les enfants de moins de 12 mois, parce qu'elle peut empêcher l'absorption de certaines vitamines et que cela risque, si le bébé s'étouffe, de provoquer une pneumonie d'aspiration.
  - Chez les plus grands, par contre, le *Lansoyl*® (huile minérale en gelée, que l'on peut tartiner en petite quantité sur les rôties) fait partie des traitements de premier choix.
- D'autres médicaments, comme le lactulose, augmentent la quantité d'eau dans les selles, ce qui les rend plus molles.
- Si on utilise du psyllium (*Metamucil*®), ces fibres qui absorbent l'eau et qui, en gonflant, stimulent le mouvement de l'intestin, il faut alors boire beaucoup de liquide, sinon ces fibres peuvent au contraire augmenter la constipation.
- Les suppositoires de glycérine peuvent aussi aider si la constipation dure depuis plusieurs jours.

3. www.hc-sc.gc.ca/hpfb-dgpsa/onpp-bppn/food_guide_rainbow_f.html

D'autres médicaments «stimulants», comme le senné (*Senokot*®) ou le bisacodyl (*Dulcolax*®), peuvent être utiles dans les cas où l'enfant ne réagit pas bien aux autres agents; mais ce sont des médicaments qui peuvent causer de l'accoutumance et rendre l'intestin un peu paresseux, ce qui cause de la constipation rebond lorsqu'on essaie de les arrêter. Ce ne sont donc pas toujours des traitements de premier choix.

Ces médicaments sont-ils en vente libre dans les pharmacies?

La plupart de ces médicaments sont en vente libre (sans ordonnance) dans les pharmacies. Par contre, certains d'entre eux ne sont pas recommandés par le manufacturier pour les enfants de moins de 12 ans. Si on doit les utiliser chez les plus jeunes, on suggère de suivre les recommandations du pharmacien ou du médecin afin de déterminer la dose adéquate pour chaque enfant.

Est-ce que la constipation peut devenir un problème grave?

La constipation est un problème courant, mais il est important de consulter un médecin si l'enfant présente des douleurs, de la distension abdominale (ventre gonflé) et des crampes, ou lorsque le problème de constipation s'accompagne d'un retard de croissance parce qu'il peut alors cacher un autre problème devant être traité.

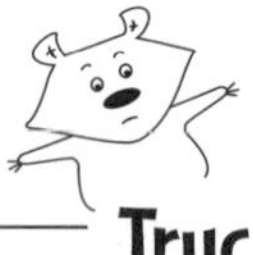

Truc

Éviter les papilles gustatives

- En prenant le médicament avec une paille, celui-ci n'entre en contact qu'avec l'arrière de la bouche, où l'on trouve moins de papilles gustatives, ce qui permet de moins percevoir le goût désagréable.

■ LE RHUME ET LA GRIPPE

Les rhumes sont très fréquents chez les enfants. Un enfant d'âge préscolaire souffre en moyenne de cinq à sept rhumes par année tandis que les adultes, beaucoup plus chanceux, n'en ont que deux ou trois pendant la même période !

Qu'est-ce qui cause les rhumes ?

Les rhumes sont causés par des virus, le plus souvent *Rhinovirus* et *Coronavirus*. Les rhumes surviennent surtout l'hiver. Il est très facile pour un enfant de transmettre ses virus aux autres enfants de la garderie ou de l'école. La transmission se fait de plusieurs manières :

Par voie aérienne : en toussant ou en éternuant.

Par contact direct : lorsqu'un enfant porte sa main à sa bouche ou à son nez et touche ensuite un autre enfant.

Par contact indirect : lorsqu'un enfant porte sa main à sa bouche ou à son nez et touche ensuite à un objet qui sera plus tard en contact avec un autre enfant. Les virus du rhume peuvent survivre plusieurs heures sur les objets. Il est donc possible pour un autre enfant de contracter le virus en touchant ce même objet.

Le rhume et la grippe sont deux maladies différentes. La grippe est causée par d'autres virus et les symptômes sont habituellement plus sévères. De plus, la grippe s'accompagne souvent de fièvre.

Comment reconnaître un rhume ?

Le rhume se manifeste de la façon suivante :

- mal de gorge ;
- écoulement nasal ;
- congestion nasale ;
- toux.

Les symptômes débutent habituellement une à deux journées après avoir contracté le virus et durent de sept à dix jours. Les enfants peuvent continuer d'aller à l'école ou à la garderie s'ils se sentent assez bien pour participer aux activités. Des sécrétions nasales colorées ne signifient pas automatiquement une infection des sinus.

Comment traite-t-on les rhumes et la grippe ?

La prévention

Le meilleur traitement demeure la prévention. Il faut enseigner aux enfants à se couvrir la bouche lorsqu'ils éternuent et les encourager à se laver fréquemment les mains.

Il existe un vaccin contre la grippe, mais pas contre le rhume ! Le vaccin contre la grippe est recommandé pour tous les enfants de 6 à 23 mois en bonne santé et pour les enfants atteints de maladies chroniques, ainsi que pour leurs parents et leurs frères et sœurs. Le vaccin doit être administré chaque année. Parlez-en à votre médecin ou à votre pharmacien.

Le traitement

Les antibiotiques ne sont d'aucune utilité pour le traitement des rhumes ou de la grippe, car ce sont des médicaments efficaces contre les bactéries et non contre les virus. Il n'existe malheureusement pas de médicament pour guérir les rhumes. Lorsqu'un enfant attrape le rhume, il faut lui assurer une bonne hydratation et beaucoup de repos, et attendre ensuite que le corps combatte lui-même l'infection.

Les médicaments pour le rhume qui sont en vente libre dans les pharmacies ne tuent donc pas les virus, mais peuvent aider à soulager un peu les symptômes en attendant que le corps élimine ces virus. On doit donc choisir le médicament selon les symptômes de l'enfant. En général ces médicaments ne sont pas très efficaces et le temps est le meilleur des remèdes.

- MAL DE GORGE

  Les maux de gorge peuvent être soulagés par de l'acétaminophène (*Tylenol*®, *Tempra*MD, etc.) ou de l'ibuprofène (*Motrin*®, *Advil*®, etc).

- CONGESTION NASALE

  Pour le soulagement de la congestion, on recommande en premier lieu les solutions salines en gouttes ou par vaporisation, comme le *Salinex*® et l'*Hydrasense*®. On les utilise au besoin, aussi longtemps que l'enfant est congestionné. Ces solutions aident à liquéfier les sécrétions nasales et ne causent pas d'effets secondaires.

On utilisera les décongestionnants en second lieu. Dans les études visant à tester les décongestionnants chez les enfants, on a démontré que ces médicaments sont moyennement efficaces et qu'ils causent des effets secondaires. Les décongestionnants peuvent être pris par la bouche, par vaporisation ou en gouttes nasales. Le décongestionnant pris par la bouche que l'on retrouve dans la plupart des produits contre le rhume se nomme pseudoéphédrine. Avant l'âge de 2 ans, il est préférable de consulter d'abord votre pharmacien ou votre médecin avant de l'utiliser. Il faut savoir que ce médicament peut stimuler les enfants et les empêcher de dormir. On évite donc de leur donner une dose après l'heure du souper. Les décongestionnants par vaporisation ou en gouttes sont la xylométazoline, l'oxymétazoline et la phényléphrine. Ils ne doivent pas être utilisés chez les enfants de moins de 6 mois. Chez les enfants de plus de 6 mois, on ne doit pas les utiliser plus de cinq jours de suite. Au-delà de cette période, ils peuvent causer ce qu'on appelle une congestion rebond, c'est-à-dire que c'est le médicament lui-même qui finit par provoquer la congestion.

- Toux

  Le médicament utilisé pour soulager la toux se nomme le dextrometorphan. On en retrouve dans beaucoup de produits contre le rhume, notamment dans tous les produits « DM » (DM pour DextroMetorphan). Encore une fois, il est préférable de consulter votre pharmacien ou votre médecin avant de l'employer chez les enfants de moins de 2 ans. Ce médicament n'est pas toujours très efficace. L'effet secondaire le plus fréquent est la somnolence. Il est également possible que l'effet contraire se produise chez certains enfants, c'est-à-dire que le médicament excitera l'enfant.

- Expectorant

  La guafénésine est l'expectorant utilisé dans les produits pour le rhume, mais n'est pas efficace. Pour favoriser l'expectoration des sécrétions, il est préférable de donner beaucoup de liquide aux enfants.

Les médicaments contre le rhume sont en vente libre. Lorsqu'on se rend dans une pharmacie, on est souvent dans le doute face à la multitude de produits offerts. En réalité, tous ces produits sont composés des mêmes médicaments, mais sous des présentations différentes (comprimés, capsules, sirop, suppositoires), dans des combinaisons différentes (décongestionnant + antitussif, décongestionnant + expectorant, etc.), et ils sont fabriqués par des compagnies différentes. Il faut donc regarder les ingrédients contenus dans chaque produit. On doit être prudent si on utilise plusieurs produits pour soulager un rhume ; le même médicament peut se retrouver dans plusieurs produits et on risque d'administrer une double dose à l'enfant. En règle générale, il est préférable d'utiliser les produits contenant un seul médicament. Votre pharmacien peut vous aider à choisir ce qui convient le mieux à votre enfant.

À quel moment doit-on aller voir le médecin ?

La plupart des rhumes se résolvent sans complications et il n'est pas nécessaire d'aller rendre visite au médecin. Néanmoins, certains problèmes plus graves peuvent débuter par un rhume ou ressembler à un rhume. Il est préférable de consulter un médecin si votre enfant présente un des symptômes suivants :

- mal d'oreille ;
- température supérieure à 39 °C ;
- très grande envie de dormir ;
- très grande irritabilité ;
- éruption cutanée ;
- respiration difficile ou rapide ;
- toux persistante ;
- son étrange en respirant.

■ La rhinite allergique

Les allergies sont fréquentes chez les enfants. Jusqu'à 20 % d'entre eux en souffrent. Il existe une forte prédisposition génétique aux allergies : si les parents ont des allergies, leurs enfants risquent plus d'en avoir. Environ 30 % des enfants dont un parent souffre d'allergie en auront également, et lorsque les deux parents en souffrent, ce pourcentage s'élève à 50 %.

Qu'est-ce qui cause les allergies ?

On distingue deux principaux types d'allergies : la rhinite allergique saisonnière et la rhinite allergique chronique. La rhinite allergique saisonnière est causée par les arbres, les graminées et l'herbe à poux, et elle survient entre avril et août, selon l'agent en cause. Ce type d'allergie est rare avant l'âge de 3 ans, car pour développer une allergie il faut généralement quelques années de contact avec l'agent qui la provoque (l'agent allergène). Pour sa part, la rhinite allergique chronique peut survenir n'importe quand dans l'année, car elle est causée par les moisissures et les acariens, des allergènes avec lesquels nous sommes en contact en tout temps. Elle peut survenir plus tôt que la rhinite allergique saisonnière, les deux tiers des diagnostics se faisant avant l'âge de 2 ans.

Comment reconnaître les allergies ?

Les allergies se manifestent de la façon suivante :

- écoulement nasal ou congestion nasale ;
- éternuements ;
- démangeaisons du nez ou des yeux ;
- larmoiement (écoulement des yeux) ;
- yeux rouges.

Comment traite-t-on les allergies ?

La prévention

La première chose à faire est de tenter de diminuer le contact de l'enfant avec l'agent allergène.

Ceci peut se faire de plusieurs manières :

- Allergie au pollen
  - Garder fermées les fenêtres de la maison.
  - Éviter de faire sécher les vêtements à l'extérieur.
  - Éviter d'aller à l'extérieur lorsque le taux de pollen dans l'air est élevé.

- Allergie aux moisissures et aux acariens
  - Éviter autant que possible les tapis, surtout dans les chambres à coucher.
  - Garder le taux d'humidité dans la maison entre 40 et 45 %.
  - Utiliser des draps antiacariens.
  - Éviter les jouets en peluche qui ne peuvent pas être lavés.
  - Ne rien ranger sous le lit.

La fumée de cigarette peut aggraver les symptômes d'allergie des enfants. Il est donc grandement préférable de ne pas fumer en leur compagnie ou dans la maison.

Souvent, la prévention seule n'est pas efficace ou difficile à appliquer, et les enfants doivent prendre un médicament. Il est cependant important, même dans ce cas, d'appliquer autant que possible les mesures préventives.

Le traitement

Quelques médicaments peuvent être utilisés pour soulager les allergies. Certains sont en vente libre dans les pharmacies et d'autres nécessitent une ordonnance du médecin.

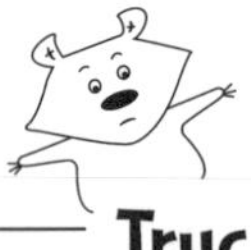

Truc

Pour administrer sans pleurs des gouttes dans les yeux…

- Administrez les gouttes ophtalmiques pendant que le jeune enfant dort, en position couchée sur le dos. Relevez la paupière et abaissez le sac conjonctival (la paupière à la base de l'œil) et administrez 1 goutte. Refermez ensuite doucement la paupière. Attendez au moins cinq minutes, afin que la goutte atteigne son site d'action. Cela évite l'effet de trop-plein.

- LES ANTIHISTAMINIQUES

  Chez une personne allergique, des réactions se produisent en série après le contact avec l'allergène (nez qui coule, éternuements, etc.). Ces réactions sont déclenchées par l'histamine, une substance sécrétée par le corps. Les antihistaminiques servent à bloquer l'action de l'histamine et à empêcher que les symptômes des allergies se manifestent. Les antihistaminiques sont efficaces pour diminuer l'écoulement nasal, les éternuements et les picotements, mais ils ont peu d'effet sur la congestion. Quand il y a congestion nasale, il est préférable de recourir à d'autres médicaments (voir la section sur le *rhume* en page 77). Il existe une grande quantité d'antihistaminiques, en vente libre dans les pharmacies, et tous sont comparables quant à leur efficacité. Ce qui diffère d'un antihistaminique à l'autre, ce sont les effets secondaires, le nombre de prises par jour, les formulations offertes (liquides, comprimés) et leurs effets sur les enfants. Avant de choisir un antihistaminique pour un enfant, il est préférable de consulter votre pharmacien pour choisir le traitement le plus approprié.

- LES CORTICOSTÉROÏDES

  Les corticostéroïdes (*Flonase®*, *Nasacort®*) sont des médicaments sous ordonnance. Ils sont utilisés pour traiter un grand nombre de maladies. Dans le cas de la rhinite allergique, on les emploie sous forme de vaporisateur nasal. Ils agissent en diminuant l'inflammation et en bloquant la série de réactions qui se produisent dans le corps d'une personne allergique après un contact avec l'allergène. Ces médicaments sont très efficaces pour contrôler les symptômes nasaux, comme la congestion et l'écoulement nasal. La plupart des gens tolèrent bien les corticostéroïdes en vaporisateur nasal. L'effet secondaire le plus fréquemment mentionné est l'irritation nasale.

À quel moment doit-on aller voir le médecin ?

En règle générale, les allergies saisonnières et chroniques ne nécessitent pas de visite chez le médecin. Elles peuvent être soulagées avec les médicaments en vente libre. Il est recommandé d'aller consulter votre médecin lors des situations suivantes :

- si votre enfant ne répond pas aux traitements en vente libre ;
- si votre enfant fait de la fièvre ;
- si la respiration de votre enfant est difficile ou rapide ;
- si votre enfant présente de la toux persistante ;
- si votre enfant émet un son étrange en respirant.

■ La diarrhée

La diarrhée est un problème courant pendant l'enfance. Elle se manifeste par une augmentation de la fréquence des selles et par un changement d'aspect. Celles-ci deviennent moins formées et contiennent beaucoup d'eau.

La diarrhée peut s'accompagner de fièvre, d'une perte d'appétit, de nausées, de vomissements et de crampes. Du sang et du mucus apparaissent parfois dans les selles diarrhéiques.

Quelle est la cause de la diarrhée ?

Plusieurs germes peuvent causer de la diarrhée. Le plus souvent, le germe responsable est un virus, comme le *Rotavirus*. Dans ce cas, les antibiotiques ne peuvent enrayer la diarrhée.

Parfois, c'est une bactérie qui est à l'origine de la diarrhée. La *Salmonelle*, la *Shigella*, le *E. coli* et le *Campylobacter* sont les bactéries les plus communes.

Il arrive aussi que la diarrhée survienne après un traitement aux antibiotiques. La modification de la flore intestinale causée par l'antibiotique favorise alors la croissance d'une bactérie particulière appelée *Clostridium difficile*. On doit traiter cette diarrhée avec un autre antibiotique.

Lorsqu'un enfant souffre de diarrhée, il est important de protéger les autres membres de la famille puisque, souvent, le germe est très contagieux. La meilleure façon de le faire est de se laver les mains avec du savon après chaque changement de couche ou après chaque visite aux toilettes et avant de préparer de la nourriture.

Quel est le risque associé à une diarrhée persistante ?

Comme il est mentionné précédemment, les selles diarrhéiques contiennent beaucoup d'eau. Par conséquent, lorsqu'un enfant souffre de diarrhée, il perd une grande quantité d'eau et de sels minéraux. C'est pourquoi il est primordial de lui faire ingérer suffisamment de liquide pour éviter la déshydratation, car la déshydratation peut survenir rapidement chez les jeunes enfants.

Quels sont les symptômes de la déshydratation ?

- Absence de larmes.
- Peau, bouche et langue sèches.
- Soif.
- Réduction de la quantité d'urine (moins de quatre couches mouillées par 24 heures) et couleur plus foncée.
- Yeux cernés ou creux.
- Peau grisâtre.
- Fontanelle affaissée (espace membraneux sur le crâne des bébés).

Quelques vomissements ou selles diarrhéiques chez un enfant en bonne santé ne le placent pas immédiatement à risque de déshydratation.

Comment traite-t-on la diarrhée ?

Il est déconseillé d'utiliser des médicaments comme le lopéramide (*Imodium* ®), le dimenhydrinate (*Gravol*®) ou l'attapulgite (*Kaopectate*®) pour traiter un enfant qui souffre d'une gastro-entérite.

Dès les premiers signes de diarrhée, il est important de continuer d'offrir à l'enfant de la nourriture et du liquide.

Si l'enfant est allaité, continuez à le nourrir selon sa demande. S'il a également des vomissements, il vaut mieux lui donner des tétées courtes, mais plus fréquentes.

Si l'enfant n'est pas allaité et qu'il boit de la préparation lactée, continuez de lui en offrir et donnez-lui aussi une solution d'hydratation en alternance. S'il mange des aliments solides, continuez à le nourrir de la façon habituelle, en plus de la solution d'hydratation. Pour connaître la façon de réhydrater votre enfant, voir le tableau à la page suivante.

Il faut limiter les boissons gazeuses, les jus de fruits et les boissons sportives (Gatorade®), car ils favorisent la diarrhée. Le jus de pruneaux aussi est à éviter, à cause de ses propriétés laxatives. Il est également préférable de ne pas donner d'eau de riz. Tous ces liquides ne contiennent pas les quantités adéquates de sucres, de sels minéraux et d'eau; ils peuvent donc aggraver la diarrhée.

Qu'est-ce qu'une solution d'hydratation ?

Une solution d'hydratation remplace l'eau et les sels minéraux perdus dans les selles ou les vomissements.

Il existe des préparations commerciales comme le *Pedialyte*® (solution et bâtons glacés), le *Gastrolyte*® (sachets de poudre à reconstituer). Ces préparations sont vendues dans les pharmacies. Leur goût est plutôt salé, mais un enfant déshydraté les boira probablement avec avidité. **Il ne faut pas tenter de modifier le goût en ajoutant du sucre ou tout autre ingrédient**, car cela modifierait l'équilibre de la solution et son effet. Servir la solution froide peut en améliorer le goût.

Il est possible de préparer soi-même une solution d'hydratation. La Société canadienne de pédiatrie ne recommande pas l'utilisation de cette solution en raison des complications graves qui peuvent être causées par une mauvaise préparation. Par conséquent, si vous choisissez de préparer cette recette, **il est essentiel de la suivre à la lettre**.

RECETTE DE SOLUTION ORALE DE RÉHYDRATATION MAISON

• 360 mL	Jus d'orange non sucré
• 600 mL	Eau bouillie refroidie
• 1/2 cuillère à thé	Sel

Comment hydrater votre enfant?

Procédez de la façon décrite ci-dessus. Donnez la solution d'hydratation selon l'horaire suivant:

Pour les six premières heures

6 mois et moins	30 à 90 mL (1 à 3 onces) par heure
De 6 à 24 mois	90 à 125 mL (3 à 4 onces) par heure
Plus de 24 mois	125 à 250 mL (4 à 8 onces) par heure

Vous pouvez donner seulement 15 mL à la fois si votre enfant vomit ou s'il a de la difficulté à boire.

Dans les 6 à 24 heures suivantes

Continuez à donner la solution de réhydratation jusqu'à ce que les selles soient moins fréquentes.

À quel moment doit-on aller voir le médecin?

Si votre enfant a la diarrhée et qu'il présente l'une ou l'autre des caractéristiques suivantes:

- il est âgé de moins de six mois;
- il vomit encore après quatre ou six heures;
- ses selles contiennent du sang ou sont noires;
- il fait de la fièvre (plus de 38,5° C rectal ou 101,5° F);
- il présente des signes de déshydratation (tels que mentionnés plus haut).

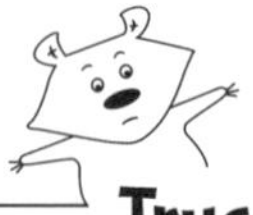

Trucs

Faire preuve de stratégie

- Comme parent, vous savez que l'administration d'un médicament peut être un défi, un échec, une source de frustration ou d'inquiétude. Ne vous découragez pas et prenez note des conseils suivants.
  1. Assurez-vous de préparer la dose à l'avance (pas forcément devant l'enfant qui pourrait anticiper toutes sortes de choses en vous voyant préparer le médicament).
  2. Choisissez un moment d'administration optimal (avant un repas plutôt qu'après; après une sieste plutôt qu'avant, quand l'enfant est reposé; avant une activité agréable plutôt qu'après, quand l'enfant est réceptif).
  3. Faites preuve de fermeté et de souplesse (l'enfant doit comprendre que la dose est nécessaire et sera donnée, mais qu'il peut participer à la manière de l'administrer).
  4. Choisissez une position optimale (près d'un évier, en position assise, pour que l'enfant se sente à l'aise).
  5. Préparez un verre d'eau et un essuie-tout afin de compléter le tout!
- Malgré qu'il soit inutile d'y aller par surprise, le pire est de créer une anxiété d'anticipation où la prise de médicament est perçue comme un drame!

Doit-on réveiller un enfant la nuit pour lui donner son médicament ?

Beaucoup de gens pensent qu'il est essentiel de donner les médicaments selon un horaire régulier, par exemple à toutes les huit heures. En réalité, le traitement sera aussi efficace si le temps entre les doses n'est pas exactement le même. Un traitement devant être administré trois fois par jour peut être donné à 8 heures, à 14 heures et à 20 heures. De la même façon, un traitement se donnant quatre fois par jour peut être administré à 8 heures, à 12 heures, à 16 heures et à 20 heures. Donc, on laisse l'enfant se reposer et on se repose aussi!

Deuxième partie

FEUILLETS-CONSEILS SUR LES MÉDICAMENTS LES PLUS FRÉQUEMMENT UTILISÉS EN PÉDIATRIE

Feuillets-conseils

La présente partie de l'ouvrage est composée des feuillets-conseils pour les quelque **100 médicaments les plus fréquemment utilisés en pédiatrie**. Si vous recherchez de l'information sur un médicament qui n'est pas dans cette liste, n'hésitez pas à consulter votre pharmacien. De plus, veuillez noter que de nombreux changements surviennent dans l'industrie pharmaceutique. Par conséquent, certains médicaments mentionnés ici pourraient ne plus être sur le marché au moment où vous lirez ce livre. Par ailleurs, on pourrait avoir mis à jour de nouvelles connaissances, permettant ainsi la fabrication de nouveaux médicaments.

Ces conseils sont destinés spécifiquement à la clientèle pédiatrique; ils peuvent être incomplets pour la clientèle adulte, notamment en ce qui concerne les indications et certaines précautions particulières.

Les médicaments sont classés par ordre alphabétique, selon leur nom générique (ou scientifique). Cependant, vous trouverez entre parenthèses le nom commercial le plus souvent utilisé. Vous pouvez retrouver le produit en recherchant l'un ou l'autre des noms dans l'index.

Certains médicaments ont été regroupés par classe de médicaments (par exemple les corticostéroïdes systémiques), tous les médicaments d'une même classe se ressemblant beaucoup.

Quelques conseils sur les conseils!

Veuillez noter que les conseils de votre pharmacien ont toujours préséance sur ceux du présent livre!

Tous nos conseils sont rédigés selon le même schéma, de façon à répondre aux questions suivantes:

À quoi sert ce médicament?

Sous cette rubrique, vous trouverez les indications habituelles au sujet des médicaments. Plusieurs d'entre eux sont assortis de nombreuses indications. Il est possible que la raison pour laquelle vous utilisez un médicament ne soit pas citée. En cas de doute, vérifiez auprès de votre médecin ou de votre pharmacien.

Comment dois-je donner ce médicament à mon enfant?

Cette rubrique vous indique les particularités liées à l'administration du médicament, par exemple s'il doit être pris en mangeant ou non, ou si le comprimé peut être écrasé. Pour plus de renseignements sur l'administration des médicaments, consultez la section du livre consacrée à ce sujet (p. 33).

Comment dois-je conserver ce médicament?

Tous les médicaments doivent être conservés dans leur contenant original et hors de la portée des enfants. La plupart des comprimés, des gélules et des capsules doivent être conservés à la température ambiante, à l'abri de la lumière et de l'humidité (par exemple, dans une armoire ou un tiroir). Il faut éviter de les soumettre à des températures extrêmes. Pour ce qui est des médicaments liquides, certains doivent être conservés au réfrigérateur et d'autres à la température de la pièce. En pédiatrie, il est fréquent que le pharmacien doive lui-même préparer une formulation liquide; c'est ce qu'on appelle une magistrale. Dans ce cas, il est préférable de suivre les indications de conservation du pharmacien qui vous remet le médicament, car il existe parfois plusieurs recettes de fabrication. Pour en savoir plus, consultez la section sur la conservation des médicaments (p. 57).

Que faire si j'oublie une dose?

Pour certains médicaments, il est primordial de donner le médicament de façon régulière; l'oubli d'une seule dose peut avoir des conséquences importantes. Pour d'autres médicaments, cela est beaucoup moins grave; cette rubrique vous aidera à y voir plus clair.

Dois-je prendre des précautions particulières?

Il est important de consulter un médecin ou un pharmacien avant de donner un médicament en vente libre ou un produit naturel. De tels produits peuvent interagir avec la médication de votre enfant. Cette rubrique vous renseignera sur toutes les précautions à prendre avec le médicament mentionné.

Quels sont les effets secondaires les plus courants?

Les effets secondaires énumérés sont ceux qui surviennent fréquemment et qui ne sont habituellement pas dangereux.

Cessez de donner ce médicament à votre enfant et contactez immédiatement son médecin si...

Certains effets secondaires peu fréquents ou très graves nécessitant un arrêt de traitement sont énumérés dans cette section. Remarquez qu'on ne doit pas arrêter subitement l'administration de certains médicaments sans l'accord d'un médecin. Cependant, il faut cesser dans le cas d'une allergie grave au médicament (difficulté à respirer, enflure du visage). La liste des effets secondaires est limitée à ceux que nous avons jugés les plus pertinents. Pour plusieurs médicaments, la liste d'effets secondaires possibles est très longue et comporte des effets secondaires très rares. Vous pouvez consulter votre pharmacien pour obtenir des renseignements plus complets.

Pour certains médicaments, nous vous avons recommandé de contacter immédiatement le médecin de votre enfant si vous pensez lui en avoir trop donné. En effet, bien que tous les médicaments peuvent entraîner des effets toxiques lorsqu'ils sont pris en trop grande quantité, nous n'avons indiqué de marche à suivre que pour les médicaments dont une légère augmentation de dose peut entraîner une toxicité importante. Consultez la section sur l'ingestion accidentelle (p. 59) pour plus d'information.

Acétaminophène

(*Tylenol*®, *Tempra*MD, *Atasol*®)

À quoi sert ce médicament ?

- À soulager la douleur.
- À diminuer la fièvre.

Comment dois-je donner ce médicament à mon enfant ?

- Selon la quantité recommandée par le médecin ou le pharmacien de votre enfant, ou la quantité indiquée sur l'étiquette de l'emballage.
- Votre enfant ne doit pas prendre l'acétaminophène plus de 5 fois par jour ou pendant plus de 48 heures sans la supervision de son médecin.
- Si le médicament a été prescrit sous forme liquide, mesurez la dose exacte à l'aide d'une seringue orale, d'un compte-gouttes ou d'une cuillère à médicaments. Les gouttes peuvent être administrées directement dans la bouche de l'enfant ou mélangées à de l'eau, du lait ou du jus.
- Pour faciliter la prise du médicament, vous pouvez écraser ou couper les comprimés.

Quand vous utilisez les suppositoires, respectez les directives suivantes :

- si le suppositoire semble trop mou pour être utilisé, passez-le sous l'eau froide pour le refroidir ou mettez-le au réfrigérateur ;
- enlevez l'emballage en papier d'aluminium et mouillez le suppositoire avec de l'eau ;
- votre enfant doit se coucher sur le côté, les genoux repliés contre la poitrine ;
- insérez le suppositoire dans le rectum à une profondeur de 1,5 à 2,5 cm (un demi-pouce à un pouce) et maintenez-le en place une minute ;
- veillez à ce que votre enfant reste étendu de 10 à 15 minutes.

Comment dois-je conserver ce médicament ?

- Dans son contenant original.
- Hors de la portée des enfants.
- À la température ambiante, à l'abri de la lumière et de l'humidité, **qu'il soit en comprimés ou en liquide**.

Que dois-je faire si j'oublie une dose ?

Donnez-la dès que vous y pensez. Cependant, si le temps est presque venu de donner à votre enfant la dose suivante, ne lui donnez pas celle que vous avez oubliée. Ne doublez pas la dose.

Dois-je prendre des précautions particulières ?

- Il existe plusieurs formulations d'acétaminophène. Les concentrations d'acétaminophène peuvent varier d'une formulation à l'autre. Assurez-vous de bien lire les directives de dosage indiquées pour l'âge et le poids de votre enfant. Si vous n'êtes pas certain de la bonne dose à administrer, consultez le médecin ou le pharmacien de votre enfant.
- Lisez les étiquettes de tous les autres médicaments sans ordonnance que vous administrez à votre enfant afin de vous assurer qu'ils ne contiennent pas d'acétaminophène. Une dose trop élevée pourrait être dangereuse. Si vous avez des questions, consultez votre pharmacien.
- Ne donnez à votre enfant aucun autre médicament (y compris les médicaments en vente libre et les produits naturels) sans avoir consulté au préalable son médecin ou le pharmacien.
- Certaines préparations d'acétaminophène liquide contiennent de l'alcool.
- Ce médicament est offert sans ordonnance. Pour plus d'information, lisez les recommandations du fabricant et consultez votre pharmacien.

Quels sont les effets secondaires les plus courants ?

L'acétaminophène entraîne rarement des effets secondaires lorsqu'on l'utilise selon les indications.

Cessez de donner ce médicament à votre enfant et contactez immédiatement son médecin si...

... vous pensez avoir donné trop d'acétaminophène à votre enfant;

... votre enfant présente n'importe laquelle des réactions suivantes:

- diarrhée;
- perte d'appétit;
- maux d'estomac ou crampes à l'estomac;
- éruptions cutanées, urticaire ou démangeaisons;
- nausées ou vomissements;
- votre enfant fait toujours de la fièvre après 48 heures.

Acide acétylsalicylique

(Aspirin®, Anacin®)

À quoi sert ce médicament ?

- À réduire l'enflure et l'inflammation.
- À traiter la maladie de Kawasaki.
- À prévenir la formation de caillots sanguins chez certains patients.

Comment dois-je donner ce médicament à mon enfant ?

- Selon la quantité recommandée par le médecin ou le pharmacien de votre enfant.
- Avec les repas ou avec une collation, pour prévenir les maux d'estomac.
- Si le médicament a été prescrit sous forme de comprimés à croquer, faites boire un verre d'eau à votre enfant une fois qu'il a croqué un comprimé afin qu'il se rince la bouche.
- Vérifiez avec votre pharmacien si le comprimé peut être écrasé ou non. Certains comprimés d'acide acétylsalicylique ne doivent pas l'être (par exemple les comprimés d'aspirine enrobés).

Comment dois-je conserver ce médicament ?

- Dans son contenant original.
- Hors de la portée des enfants.
- À la température ambiante, à l'abri de la lumière et de l'humidité.

Que dois-je faire si j'oublie une dose ?

Donnez-la dès que vous y pensez. Cependant, si le temps est presque venu de donner à votre enfant la dose suivante, ne lui donnez pas celle que vous avez oubliée. Ne doublez pas la dose.

Dois-je prendre des précautions particulières ?

- Assurez-vous que tous les médecins et dentistes traitant votre enfant sont avisés qu'il reçoit de l'aspirine.

- Ne donnez à votre enfant aucun autre médicament (y compris les médicaments en vente libre et les produits naturels) sans avoir consulté au préalable son médecin ou le pharmacien.
- L'aspirine ne doit pas être donnée aux enfants de moins de 16 ans afin de soulager la fièvre ou la douleur **sans avis médical**. L'utilisation de ce médicament chez des enfants atteints de grippe ou de varicelle a été reliée au syndrome de Reye, une maladie grave.
- Ce médicament est offert sans ordonnance. Pour plus d'information, lisez les recommandations du fabricant et consultez votre pharmacien.

Quels sont les effets secondaires les plus courants ?

- Des nausées, des vomissements.
- Une sensation de brûlure à l'estomac.

Cessez de donner ce médicament à votre enfant et contactez immédiatement son médecin si...

... l'un des effets secondaires mentionnés ci-dessus devient très marqué ;

... vous pensez avoir donné trop d'aspirine à votre enfant ;

... votre enfant présente n'importe laquelle des réactions suivantes :

- selles sanguinolentes ou noirâtres, de la consistance du goudron ;
- vomissements contenant du sang ou des caillots (ressemblant à des grains de café) ;
- essoufflement, respiration sifflante ;
- somnolence, étourdissements ou confusion ;
- éruptions cutanées ;
- saignements ou ecchymoses (bleus) inexpliqués.

Acide valproïque ou divalproex sodique

(Depakene®, Epival®)

À quoi sert ce médicament?

- À prévenir les crises convulsives.

Comment dois-je donner ce médicament à mon enfant?

- Selon la quantité recommandée par son médecin. Ce médicament doit être administré seulement au patient à qui il a été prescrit.
- Au même moment chaque jour.
- Ne cessez pas de donner l'acide valproïque à votre enfant, à moins que son médecin vous demande de le faire. Il peut être dangereux de cesser soudainement l'acide valproïque qui a été pris sur une période prolongée. Il faut souvent réduire graduellement la dose avant d'arrêter.
- Veillez à ce que votre enfant ne croque pas les comprimés ou les gélules d'acide valproïque, car ils sont irritants pour la bouche et ont un goût très amer.
- Si le médicament a été prescrit sous forme liquide, agitez bien la bouteille et mesurez la dose exacte à l'aide d'une seringue orale, d'un compte-gouttes ou d'une cuillère à médicaments. La dose peut être mélangée à du lait ou du jus, mais pas à des boissons gazeuses.
- Pour prévenir les maux d'estomac, vous pouvez administrer l'acide valproïque avec de la nourriture ou du lait.

Comment dois-je conserver ce médicament?

- Dans son contenant original.
- Hors de la portée des enfants.
- À la température ambiante, à l'abri de la lumière et de l'humidité, qu'il soit en comprimés, en gélules ou en liquide.

Que dois-je faire si j'oublie une dose?

Donnez-la dès que vous y pensez. Cependant, si le temps est presque venu de donner à votre enfant la dose suivante, ne

lui donnez pas celle que vous avez oubliée. Ne doublez pas la dose. Si vous oubliez deux doses ou plus, contactez son médecin.

Dois-je prendre des précautions particulières ?

- Allez à tous les rendez-vous convenus avec le médecin de votre enfant. Celui-ci devra probablement faire analyser son sang afin de vérifier l'efficacité du médicament et de s'assurer que l'acide valproïque ne lui cause pas d'effets secondaires graves.
- Ne donnez à votre enfant aucun autre médicament (y compris les médicaments en vente libre et les produits naturels) sans avoir consulté au préalable son médecin ou le pharmacien.
- Comme il arrive que ce médicament entraîne de la somnolence, surveillez bien votre enfant lorsqu'il effectue des activités qui demandent de l'attention, comme monter un escalier. Ces effets devraient diminuer au fur et à mesure que votre enfant poursuit le traitement.
- Il serait utile de consigner par écrit tout renseignement concernant les crises convulsives de votre enfant, son comportement et ses résultats scolaires afin de déterminer quelle est la dose optimale dans son cas.

Quels sont les effets secondaires les plus courants ?

- Des maux d'estomac, des nausées, des vomissements, une perte d'appétit.
- De la somnolence.

Cessez de donner ce médicament à votre enfant et contactez immédiatement son médecin si...

... l'un des effets secondaires mentionnés ci-dessus devient très marqué ;

... vous pensez avoir donné trop d'acide valproïque à votre enfant ;

... votre enfant présente n'importe laquelle des réactions suivantes :

- faiblesse ;
- enflure au visage ;
- coloration jaunâtre des yeux ou de la peau ;
- mal de gorge, fièvre, frissons ;
- ecchymoses (bleus) ou saignements inhabituels ;
- minuscules taches violacées sur la peau ;
- changement dans le déroulement des crises convulsives.

Amlodipine

(Norvasc MC)

À quoi sert ce médicament ?

- À réduire la pression sanguine.

Comment dois-je donner ce médicament à mon enfant ?

- Selon la fréquence recommandée par son médecin. Ce médicament doit être administré seulement au patient à qui il a été prescrit.
- Au même moment chaque jour.
- Ne cessez pas de donner le médicament à votre enfant, à moins que son médecin vous le demande.
- Pour faciliter la prise du médicament, vous pouvez écraser ou couper les comprimés.
- Si le médicament a été prescrit sous forme liquide, mesurez la dose exacte à l'aide d'une seringue orale, d'un compte-gouttes ou d'une cuillère à médicaments.
- Pour prévenir les maux d'estomac, vous pouvez administrer l'amlodipine avec de la nourriture ou du lait.

Comment dois-je conserver ce médicament ?

- Dans son contenant original.
- Hors de la portée des enfants.
- À la température ambiante, à l'abri de la lumière et de l'humidité, s'il est en comprimés.
- Si le médicament a été prescrit sous forme liquide, demandez à votre pharmacien de quelle façon il doit être conservé.

Que dois-je faire si j'oublie une dose ?

Donnez-la dès que vous y pensez. Cependant, si le temps est presque venu de donner à votre enfant la dose suivante, ne lui donnez pas celle que vous avez oubliée. Ne doublez pas la dose. Si vous oubliez deux doses ou plus, contactez son médecin.

Dois-je prendre des précautions particulières ?

- Ne donnez à votre enfant aucun autre médicament (y compris les médicaments en vente libre et les produits naturels) sans avoir consulté au préalable son médecin ou le pharmacien.
- Comme il arrive que ce médicament entraîne des étourdissements, surveillez bien votre enfant lorsqu'il effectue des activités qui demandent de l'attention, comme monter un escalier.
- On recommande aux gens qui prennent de l'amlodipine d'éviter les aliments dérivés du pamplemousse (fruit, jus et cocktails d'agrumes qui en contiennent, etc.), parce que cela peut augmenter l'effet de l'amlodipine et ses effets secondaires.

Quels sont les effets secondaires les plus courants ?

- Des étourdissements, une sensation de tête légère (demandez à l'enfant de se lever doucement après s'être étendu ou assis).
- Des maux de tête.
- Des nausées, de la constipation, une diminution de l'appétit, de la diarrhée.
- De la faiblesse.

Cessez de donner ce médicament à votre enfant et contactez immédiatement son médecin si…

… l'un des effets secondaires mentionnés ci-dessus devient très marqué ;

… votre enfant présente n'importe laquelle des réactions suivantes :

- difficulté à respirer ;
- enflure au visage, aux mains ou aux pieds ;
- douleurs thoraciques ;
- pulsations cardiaques irrégulières ;
- problèmes de vision ;
- tintement dans les oreilles ;
- sensation d'enflure des gencives ;
- rougeur de la peau, rash ou démangeaisons.

Amoxicilline

(Amoxil®)

À quoi sert ce médicament ?

- À traiter certaines infections bactériennes.
- L'amoxicilline est un antibiotique de la famille des pénicillines.

Comment dois-je donner ce médicament à mon enfant ?

- Selon la fréquence recommandée par son médecin. Il doit être administré seulement au patient à qui il a été prescrit.
- Au complet. Ne cessez pas d'administrer le médicament à votre enfant parce qu'il se sent mieux ; l'infection pourrait recommencer.
- Si le médicament a été prescrit sous forme liquide, agitez bien la bouteille et mesurez la dose exacte à l'aide d'une seringue orale, d'un compte-gouttes ou d'une cuillère à médicaments.
- Si le médicament a été prescrit sous forme de comprimés à croquer, faites boire un verre d'eau à l'enfant pour qu'il se rince la bouche après avoir croqué le comprimé.
- Pour prévenir les maux d'estomac, vous pouvez administrer l'amoxicilline avec de la nourriture ou du lait.

Comment dois-je conserver ce médicament ?

- Dans son contenant original.
- Hors de la portée des enfants.
- À la température ambiante, à l'abri de la lumière et de l'humidité, s'il est en comprimés ou en gélules.
- Au réfrigérateur, s'il est sous forme liquide. Ne le congelez pas.
- Vérifiez la date de péremption du médicament et ne l'utilisez pas après cette date. Ne gardez pas le médicament restant dans le but de l'utiliser pour une autre infection.

Que dois-je faire si j'oublie une dose?

Donnez-la dès que vous y pensez. Cependant, si le temps est presque venu de donner à votre enfant la dose suivante, ne lui donnez pas celle que vous avez oubliée. Ne doublez pas la dose.

Dois-je prendre des précautions particulières?

- Ne donnez pas ce médicament à l'enfant s'il est allergique aux pénicillines ou aux céphalosporines.
- Ne donnez à votre enfant aucun autre médicament (y compris les médicaments en vente libre et les produits naturels) sans avoir consulté au préalable son médecin ou le pharmacien.

Quels sont les effets secondaires les plus courants?

- Une légère diarrhée.
- Des nausées et des vomissements.

Cessez de donner ce médicament à votre enfant et contactez immédiatement son médecin si...

... l'un des effets secondaires mentionnés ci-dessus devient très marqué;

... votre enfant présente n'importe laquelle des réactions suivantes:

- éruptions cutanées, démangeaisons, urticaire;
- essoufflement, respiration sifflante;
- enflure aux mains, aux pieds ou au visage.

Amoxicilline avec acide clavulanique

(Clavulin®)

À quoi sert ce médicament ?

- À traiter certaines infections bactériennes.
- Il s'agit d'un antibiotique de la famille des pénicillines.

Comment dois-je donner ce médicament à mon enfant ?

- Selon la fréquence recommandée par son médecin. Ce médicament doit être administré seulement au patient à qui il a été prescrit.
- Au complet. Ne cessez pas d'administrer le médicament à votre enfant parce qu'il se sent mieux ; l'infection pourrait recommencer.
- Si le médicament a été prescrit sous forme liquide, agitez bien la bouteille et mesurez la dose exacte à l'aide d'une seringue orale, d'un compte-gouttes ou d'une cuillère à médicaments.
- Pour faciliter la prise du médicament, vous pouvez écraser ou couper les comprimés.
- Pour prévenir les maux d'estomac, vous pouvez administrer ce médicament avec de la nourriture ou du lait.

Comment dois-je conserver ce médicament ?

- Dans son contenant original.
- Hors de la portée des enfants.
- À la température ambiante, à l'abri de la lumière et de l'humidité, s'il est en comprimés.
- Au réfrigérateur, s'il est sous forme liquide. Ne le congelez pas.
- Vérifiez la date de péremption du médicament et ne l'utilisez pas après cette date. Ne gardez pas le médicament restant dans le but de l'utiliser pour une autre infection.

Que dois-je faire si j'oublie une dose ?

Donnez-la dès que vous y pensez. Cependant, si le temps est presque venu de donner à votre enfant la dose suivante, ne

lui donnez pas celle que vous avez oubliée. Ne doublez pas la dose.

Dois-je prendre des précautions particulières ?

- Ne donnez pas ce médicament à votre enfant s'il est allergique aux pénicillines ou aux céphalosporines.
- Ne donnez à votre enfant aucun autre médicament (y compris les médicaments en vente libre et les produits naturels) sans avoir consulté au préalable son médecin ou le pharmacien.

Quels sont les effets secondaires les plus courants ?

- Une légère diarrhée.
- Des nausées et des vomissements.

Cessez de donner ce médicament à votre enfant et contactez immédiatement son médecin si...

... l'un des effets secondaires mentionnés ci-dessus devient très marqué ;

... votre enfant présente n'importe laquelle des réactions suivantes :

- éruptions cutanées, démangeaisons, urticaire ;
- essoufflement, respiration sifflante ;
- enflure aux mains, aux pieds ou au visage.

Antihistaminiques de première génération

Chlorphéniramine *(Chlor-Tripolon®)*
Bromphéniramine
Diphenhydramine *(Benadryl®)*
Hydroxyzine *(Atarax MC)*
Méclizine *(Bonamine MC)*

À quoi servent ces médicaments ?

- À soulager les symptômes d'allergies et du rhume des foins.
- À soulager les démangeaisons.

Comment dois-je donner ces médicaments à mon enfant ?

- Selon les recommandations du médecin ou du pharmacien.
- Ne coupez pas les comprimés ou les gélules à libération prolongée et ne laissez pas votre enfant les croquer.
- Si les médicaments ont été prescrits sous forme liquide, mesurez la dose exacte à l'aide d'une seringue orale, d'un compte-gouttes ou d'une cuillère à médicaments.
- Pour prévenir les maux d'estomac, les antihistaminiques peuvent être administrés avec de la nourriture ou du lait.

Comment dois-je conserver ces médicaments ?

- Dans leur contenant original.
- Hors de la portée des enfants.
- À la température ambiante, à l'abri de la lumière et de l'humidité, qu'ils soient en comprimés, en gélules ou en liquide.

Que dois-je faire si j'oublie une dose ?

Donnez-la dès que vous y pensez. Cependant, si le temps est presque venu de donner à votre enfant la dose suivante, ne lui donnez pas celle que vous avez oubliée. Ne doublez pas la dose.

Dois-je prendre des précautions particulières ?

- Ne donnez à votre enfant aucun autre médicament (y compris les médicaments en vente libre et les produits naturels) sans avoir consulté au préalable son médecin ou le pharmacien.
- Comme il arrive que ces médicaments entraînent de la somnolence ou des étourdissements, surveillez bien votre enfant lorsqu'il effectue des activités qui demandent de l'attention, comme monter un escalier. Ces effets devraient diminuer au fur et à mesure que votre enfant poursuit le traitement.
- N'utilisez pas de préparations d'antihistaminiques contenant de l'aspartame si votre enfant est atteint de phénylcétonurie. Demandez au médecin ou au pharmacien de votre enfant de vous indiquer une marque sans aspartame.
- Certaines marques d'antihistaminiques en sirop contiennent de l'alcool.
- Ces médicaments sont offerts sans ordonnance. Pour plus d'information, lisez les recommandations du fabricant et consultez votre pharmacien.

Quels sont les effets secondaires les plus courants ?

- De la somnolence, des étourdissements.
- De l'agitation ou de l'excitation.
- Une sécheresse du nez, de la gorge et de la bouche (quand les enfants sont assez âgés, on soulage la bouche sèche en leur donnant des bonbons durs ou de petits morceaux de glace).

Cessez de donner ce médicament à votre enfant et contactez immédiatement son médecin si...

... l'un des effets secondaires mentionnés ci-dessus devient très marqué ;

... votre enfant présente n'importe laquelle des réactions suivantes :

- difficulté à voir ;
- difficulté à respirer ;
- somnolence prolongée ;
- éruptions cutanées ;
- hallucinations.

Antihistaminiques de deuxième génération

Cétirizine *(Reactine^{MC})*
Féxofénadine *(Allegra®)*
Loratadine *(Claritin®)*
Desloratadine *(Aerius®)*

À quoi servent ces médicaments ?

- À soulager les symptômes d'allergies et du rhume des foins.
- À soulager les démangeaisons.

Comment dois-je donner ces médicaments à mon enfant ?

- Selon la quantité prescrite par son médecin. Ces médicaments doivent être administrés seulement au patient à qui ils ont été prescrits.
- Ne coupez pas les comprimés ou les gélules à libération prolongée et ne laissez pas votre enfant les croquer.
- Si les médicaments ont été prescrits sous forme de sirop, mesurez la dose exacte à l'aide d'une seringue orale, d'un compte-gouttes ou d'une cuillère à médicaments.
- Pour prévenir les maux d'estomac, les antihistaminiques peuvent être administrés avec de la nourriture ou du lait.

Comment dois-je conserver ces médicaments ?

- Dans leur contenant original.
- Hors de la portée des enfants.
- À la température ambiante, à l'abri de la lumière et de l'humidité, qu'ils soient en comprimés, en gélules ou en liquide.

Que dois-je faire si j'oublie une dose ?

Donnez-la dès que vous y pensez. Cependant, si le temps est presque venu de donner à votre enfant la dose suivante, ne lui donnez pas celle que vous avez oubliée. Ne doublez pas la dose.

Dois-je prendre des précautions particulières ?

- Ne donnez à votre enfant aucun autre médicament (y compris les médicaments en vente libre et les produits naturels) sans avoir au préalable consulté son médecin ou le pharmacien.
- Comme il arrive que ces médicaments entraînent de la somnolence, surveillez bien votre enfant lorsqu'il effectue des activités qui demandent de l'attention, comme monter un escalier. Ces effets devraient diminuer au fur et à mesure que votre enfant poursuit le traitement.
- Ces médicaments sont offerts sans ordonnance. Pour plus d'information, lisez les recommandations du fabricant et consultez votre pharmacien.

Quels sont les effets secondaires les plus courants ?

- De la somnolence, des étourdissements (plus rarement qu'avec les antihistaminiques de première génération).
- De l'agitation ou de l'excitation.
- Une sécheresse du nez, de la gorge et de la bouche (quand les enfants sont assez âgés, on soulage la bouche sèche en leur donnant des bonbons durs ou de petits morceaux de glace).

Cessez de donner ces médicaments à votre enfant et contactez immédiatement son médecin si…

… l'un des effets secondaires mentionnés ci-dessus devient très marqué ;

… votre enfant présente n'importe laquelle des réactions suivantes :

- difficulté à respirer ;
- éruptions cutanées ;
- palpitations ou fréquence cardiaque élevée.

Azithromycine

(Zithromax^MC)

À quoi sert ce médicament ?

- À traiter certaines infections bactériennes.
- L'azithromycine est un antibiotique de la famille des macrolides.

Comment dois-je donner ce médicament à mon enfant ?

- Selon la fréquence recommandée par son médecin. Ce médicament doit être administré seulement au patient à qui il a été prescrit.
- Au complet. Ne cessez pas d'administrer le médicament à votre enfant même s'il se sent mieux; l'infection pourrait recommencer.
- Si le médicament a été prescrit sous forme liquide, agitez bien la bouteille et mesurez la dose exacte à l'aide d'une seringue orale, d'un compte-gouttes ou d'une cuillère à médicaments.
- À jeun, une heure avant ou deux heures après un repas. Si votre enfant éprouve des maux d'estomac, demandez à son médecin si le médicament peut être donné avec un repas.

Comment dois-je conserver ce médicament ?

- Dans son contenant original.
- Hors de la portée des enfants.
- À la température ambiante, à l'abri de la lumière et de l'humidité, qu'il soit en comprimés ou en liquide.
- Vérifiez la date de péremption du médicament et ne l'utilisez pas après cette date. Ne gardez pas le médicament restant dans le but de l'utiliser pour une autre infection.

Que dois-je faire si j'oublie une dose ?

Donnez-la dès que vous y pensez. Cependant, si le temps est presque venu de donner à votre enfant la dose suivante, ne lui donnez pas celle que vous avez oubliée. Ne doublez pas la dose.

Dois-je prendre des précautions particulières ?

- Ne donnez pas à votre enfant d'antiacides contenant du magnésium, de l'aluminium ou du calcium (*Maalox*MD ou *Emphogel*MD, par exemple) dans l'heure précédant sa dose d'azithromycine ou dans les deux heures suivant sa dose.
- Ne donnez pas ce médicament à votre enfant s'il est allergique à la clarithromycine (*Biaxin*®) ou à l'érythromycine (*Erybid*™).
- Ne donnez à votre enfant aucun autre médicament (y compris les médicaments en vente libre et les produits naturels) sans avoir consulté au préalable son médecin ou le pharmacien.
- L'azithromycine peut rendre la peau de votre enfant plus sensible au soleil. Habillez votre enfant avec des vêtements protecteurs et appliquez-lui une lotion dotée d'un écran solaire dont le facteur de protection (FPS) est d'au moins 30.

Quels sont les effets secondaires les plus courants ?

- Une légère diarrhée.
- Des nausées et des vomissements.
- Des maux de tête.

Cessez de donner ce médicament à votre enfant et contactez immédiatement son médecin si...

... l'un des effets secondaires mentionnés ci-dessus devient très marqué ;

... votre enfant présente n'importe laquelle des réactions suivantes :

- éruptions cutanées, démangeaisons, urticaire ;
- difficulté à respirer ;
- enflure aux mains, aux pieds ou au visage.

Baclofène

(Lioresal®)

À quoi sert ce médicament?

- À soulager les spasmes musculaires.
- À améliorer le contrôle des mouvements musculaires.

Comment dois-je donner ce médicament à mon enfant?

- Selon la fréquence recommandée par son médecin. Ce médicament doit être administré seulement au patient à qui il a été prescrit. Il se peut que l'effet maximal de ce médicament ne soit atteint que quelques jours, voire jusqu'à deux mois après le début du traitement.
- Ne cessez pas de donner le médicament à votre enfant à moins que son médecin vous demande de le faire. Il faut souvent réduire graduellement la dose avant d'arrêter.
- Si le médicament a été prescrit sous forme liquide, agitez bien la bouteille et mesurez la dose exacte à l'aide d'une seringue orale, d'un compte-gouttes ou d'une cuillère à médicaments.
- Pour faciliter la prise du médicament, vous pouvez écraser ou couper les comprimés.

Comment dois-je conserver ce médicament?

- Dans son contenant original.
- Hors de la portée des enfants.
- À la température ambiante, à l'abri de la lumière et de l'humidité, s'il est en comprimés.
- Si le médicament a été prescrit sous forme liquide, demandez à votre pharmacien de quelle façon il doit être conservé.

Que dois-je faire si j'oublie une dose?

Donnez-la dès que vous y pensez. Cependant, si le temps est presque venu de donner à votre enfant la dose suivante, ne lui donnez pas celle que vous avez oubliée. Ne doublez pas la dose.

Dois-je prendre des précautions particulières ?

- Ne donnez à votre enfant aucun autre médicament (y compris les médicaments en vente libre et les produits naturels) sans avoir consulté au préalable son médecin ou le pharmacien.
- Comme il arrive que ce médicament entraîne de la somnolence, surveillez bien votre enfant lorsqu'il effectue des activités qui demandent de l'attention, comme monter un escalier. Ces effets devraient diminuer au fur et à mesure que votre enfant poursuit le traitement.

Quels sont les effets secondaires les plus courants ?

- De la somnolence, une sensation de faiblesse, des étourdissements.
- Des nausées.
- Des maux de tête.

Cessez de donner ce médicament à votre enfant et contactez immédiatement son médecin si...

... l'un des effets secondaires mentionnés ci-dessus devient très marqué ;

... votre enfant présente n'importe laquelle des réactions suivantes :

- confusion ;
- problèmes de vision ;
- besoin plus fréquent d'uriner ou augmentation de la quantité d'urine.

Bisacodyl

(Dulcolax®)

À quoi sert ce médicament ?

- À prévenir ou soulager la constipation.

Comment dois-je donner ce médicament à mon enfant ?

- Selon la quantité recommandée par son médecin. Ce médicament doit être administré seulement au patient à qui il a été prescrit.
- Les comprimés de bisacodyl entraînent habituellement une évacuation des selles après six ou huit heures. Si le médicament est administré avant le coucher, une évacuation des selles devrait survenir le matin suivant. Les suppositoires agissent beaucoup plus rapidement et peuvent entraîner une évacuation des selles après 15 minutes ou 1 heure.
- Si vous donnez des comprimés à l'enfant, celui-ci doit les avaler entiers et ne pas les croquer. Ne pas écraser les comprimés.
- Ne donnez pas d'antiacides (contenant du magnésium, de l'aluminium ou du calcium) ou de produits laitiers à votre enfant dans l'heure précédant sa dose de bisacodyl ou dans les deux heures suivantes.

Quand vous utilisez les suppositoires, respectez les directives suivantes :

- si le suppositoire semble trop mou pour être utilisé, passez-le sous l'eau froide pour le refroidir ou mettez-le au réfrigérateur ;
- enlevez l'emballage en papier d'aluminium et mouillez le suppositoire avec de l'eau ;
- votre enfant doit se coucher sur le côté, les genoux repliés contre la poitrine ;

- insérez le suppositoire dans le rectum à une profondeur de 1,5 à 2,5 cm (un demi-pouce à un pouce) et maintenez-le en place une minute;
- veillez à ce que votre enfant reste étendu de 10 à 15 minutes.

Comment dois-je conserver ce médicament?

- Dans son contenant original.
- Hors de la portée des enfants.
- À la température ambiante, à l'abri de la lumière et de l'humidité.

Que dois-je faire si j'oublie une dose?

Donnez-la dès que vous y pensez. Cependant, si le temps est presque venu de donner à votre enfant la dose suivante, ne lui donnez pas celle que vous avez oubliée. Ne doublez pas la dose. Si vous lui donnez ce médicament avant une chirurgie, contactez son médecin pour avoir des directives plus précises.

Dois-je prendre des précautions particulières?

- Ne donnez à votre enfant aucun autre médicament (y compris les médicaments en vente libre et les produits naturels) sans avoir consulté au préalable son médecin ou le pharmacien.
- Ce médicament est offert sans ordonnance. Pour plus d'information, lisez les recommandations du fabricant et consultez votre pharmacien.

Quels sont les effets secondaires les plus courants?

- Des crampes abdominales et des nausées légères.
- De la diarrhée.
- Des démangeaisons ou une sensation de brûlure au rectum (avec les suppositoires).

Cessez de donner ce médicament à votre enfant et contactez immédiatement son médecin si...

... l'un des effets secondaires mentionnés ci-dessus devient très marqué.

Broncho-dilatateurs en inhalation à courte action

Fénotérol *(Berotec®)*
Salbutamol *(Ventolin®)*
Terbutaline *(Bricanyl®)*

À quoi servent ces médicaments ?

- À ouvrir les voies respiratoires afin de faciliter la respiration.
- À soulager les symptômes de l'asthme, de la bronchite chronique et d'autres troubles respiratoires.
- Agissant en quelques minutes, on peut les utiliser en cas de crise asthmatique.

Comment dois-je donner ces médicaments à mon enfant ?

- Ces médicaments se présentent sous différentes formes :
  - **En aérosol-doseur** : une bombonne remplie d'un gaz propulseur. On l'utilise de préférence avec une chambre d'espacement, qui permet une meilleure absorption pulmonaire du médicament. Il faut bien agiter l'aérosol-doseur avant l'usage.
  - **En poudre** : parmi les dispositifs offerts sous forme de poudre, on retrouve le *Bricanyl Turbuhaler®* (terbutaline) et le *Ventolin Diskus®* (salbutamol). Ces dispositifs d'inhalation sont indiqués pour les enfants plus âgés.
  - **En nébuliseur** : un compresseur qu'on utilise efficacement pour administrer le salbutamol et le fénotérol.
- Dans un cas comme dans l'autre, il est important de respecter la dose prescrite par le médecin.
- Les gens souffrant d'asthme ou de bronchite chronique devraient toujours avoir avec eux leur broncho-dilatateur, au cas où une crise surviendrait.

Comment dois-je conserver ces médicaments ?

- Hors de la portée des enfants.

- À la température ambiante, à l'abri de la lumière et de l'humidité.
- Vérifiez la date d'expiration du médicament et ne l'utilisez jamais après cette date. Vous pouvez apporter le contenant vide ou expiré à votre pharmacien, qui en disposera en toute sécurité.

Que dois-je faire si j'oublie une dose?

Aucune règle ne s'applique, ces médicaments étant souvent utilisés en fonction des besoins puisqu'ils visent à soulager une difficulté respiratoire. S'il faut donner une deuxième dose, respectez autant que possible, entre les deux doses, le temps recommandé par le médecin. Si vous deviez donner le broncho-dilatateur à votre enfant à intervalles réguliers, donnez-le dès que vous y pensez. Cependant, si le temps est presque venu de donner à votre enfant la dose suivante, ne lui donnez pas celle que vous avez oubliée. Ne doublez pas la dose.

Dois-je prendre des précautions particulières?

- Ne donnez à votre enfant aucun autre médicament (y compris les médicaments en vente libre et les produits naturels) sans avoir consulté au préalable son médecin ou le pharmacien.
- Les broncho-dilatateurs soulagent la respiration sifflante associée à différents troubles pulmonaires. Cependant, il est important de consulter sans tarder le médecin si votre enfant:
  - a besoin de doses plus fréquentes de son broncho-dilatateur;
  - ne présente pas d'amélioration après l'administration de son broncho-dilatateur;
  - est soulagé, mais pour une période plus courte qu'à l'habitude.
- Les broncho-dilatateurs peuvent entraîner une hausse de la glycémie chez les personnes atteintes de diabète sucré (type 1).

- Informez tout professionnel de la santé prenant soin de votre enfant que celui-ci prend un tel médicament.
- La forme *Diskus®* est contre-indiquée chez les gens souffrant d'allergie au lactose. À noter que l'allergie au lactose est différente de l'intolérance; l'allergie est très rare.

Quels sont les effets secondaires les plus courants?

- Des tremblements.
- De l'irritabilité (mauvaise humeur).
- De la nervosité.
- Une accélération du rythme cardiaque.
- La gorge sèche.

Cessez de donner ces médicaments à votre enfant et contactez immédiatement son médecin si ...

... l'un des effets secondaires mentionnés ci-dessus devient très marqué;

... l'un des effets indésirables suivants se manifeste:

- palpitations;
- crampes musculaires;
- maux de tête;
- difficulté à uriner;
- difficultés respiratoires;
- œdème des lèvres, du visage et de la gorge.

Broncho-dilatateurs en inhalation à longue action

Formotérol *(Oxeze®)*
Salmétérol *(Serevent®)*

À quoi servent ces médicaments ?

- À ouvrir les voies respiratoires afin de faciliter la respiration.
- Les broncho-dilatateurs à longue durée d'action sont prescrits aux enfants et aux adultes asthmatiques qui utilisent des corticostéroïdes par inhalation et chez qui les symptômes de l'asthme ne sont pas bien maîtrisés.

Comment dois-je donner ces médicaments à mon enfant ?

- Ces médicaments se présentent sous différentes formes :
  - **En aérosol-doseur** : une bombonne remplie d'un gaz propulseur. Si votre enfant s'est vu prescrire cette formule, il est fortement recommandé de l'utiliser avec une chambre d'espacement. La chambre d'espacement permet une meilleure absorption pulmonaire du médicament. Il faut bien agiter l'aérosol-doseur avant l'usage.
  - **En poudre** : parmi les dispositifs offerts, on retrouve le *Oxeze Turbuhaler®* (formotérol) et le *Serevent Diskus®* (salmétérol). Ces dispositifs d'inhalation sont indiqués pour les enfants plus âgés.

Dans un cas comme dans l'autre, il est important de respecter la dose prescrite par le médecin. Si les troubles respiratoires persistent, consultez-le à nouveau.

Comment dois-je conserver ces médicaments ?

- Hors de la portée des enfants.
- À la température ambiante, à l'abri de la lumière et de l'humidité.
- Vérifiez la date d'expiration du médicament et ne l'utilisez jamais après cette date. Vous pouvez apporter le

contenant vide ou expiré à votre pharmacien, qui en disposera en toute sécurité.

Que dois-je faire si j'oublie une dose?

Donnez-la dès que vous y pensez. Cependant, si le temps est presque venu de donner à votre enfant la dose suivante, ne lui donnez pas celle que vous avez oubliée. Ne doublez pas la dose.

Dois-je prendre des précautions particulières?

- Ne donnez à votre enfant aucun autre médicament (y compris les médicaments en vente libre et les produits naturels) sans avoir consulté au préalable son médecin ou le pharmacien.
- Le salmétérol (*Serevent*®) ne doit pas être utilisé pour soulager une difficulté respiratoire soudaine, car son délai d'action est trop lent. Il est limité à un usage préventif.
- Le formotérol (*Oxeze*®) est un broncho-dilatateur à longue action, mais il peut aussi avoir été prescrit pour soulager des symptômes aigus et occasionnels de l'asthme. En ce sens, il diffère du salmétérol, car il commence à agir plus rapidement.
- Les broncho-dilatateurs à longue durée d'action ne remplacent pas les corticostéroïdes en inhalation.
- Tout professionnel de la santé qui prend soin de votre enfant doit savoir que celui-ci prend ce médicament.
- La forme *Diskus*® est contre-indiquée chez les gens souffrant d'allergie au lactose. À noter que l'allergie au lactose est différente de l'intolérance; l'allergie est très rare.
- Ne pas dépasser la dose prescrite par le médecin.
- Consultez le médecin si vous remarquez une aggravation des symptômes ou si l'efficacité du médicament semble diminuer.

Quels sont les effets secondaires les plus courants?

- Des tremblements.
- De l'irritabilité (mauvaise humeur).

- De la nervosité.
- Une accélération du rythme cardiaque.
- La gorge sèche

Cessez de donner ces médicaments à votre enfant et contactez immédiatement son médecin si...

... l'un des effets secondaires mentionnés ci-dessus devient très marqué ;

... l'un des effets indésirables suivants se manifeste :

- crampes musculaires ;
- difficulté à uriner ;
- difficultés respiratoires ;
- œdème des lèvres, du visage et de la gorge ;
- urticaire.

Calcium

À quoi sert ce médicament ?

- À fournir un supplément de calcium au régime de votre enfant.
- À prévenir ou à traiter l'ostéoporose.
- À remplacer les pertes de calcium causées par l'administration de certains médicaments comme les diurétiques.

Comment dois-je donner ce médicament à mon enfant ?

- Selon la quantité recommandée par son médecin. Ce supplément doit être administré seulement au patient à qui il a été prescrit.
- Ne cessez pas de donner les suppléments de calcium à votre enfant, à moins que son médecin vous demande de le faire.
- Les suppléments de calcium peuvent être administrés avec les repas ou avec une collation pour prévenir les maux d'estomac et pour camoufler leur goût.

Comment dois-je conserver ce médicament ?

- Dans son contenant original.
- Hors de la portée des enfants.
- À la température ambiante, à l'abri de la lumière et de l'humidité, qu'il soit en comprimés ou en liquide.

Que dois-je faire si j'oublie une dose ?

Donnez-la dès que vous y pensez. Cependant, si le temps est presque venu de donner à votre enfant la dose suivante, ne lui donnez pas celle que vous avez oubliée. Ne doublez pas la dose.

Dois-je prendre des précautions particulières ?

- Ne donnez à votre enfant aucun autre médicament (y compris les médicaments en vente libre et les produits naturels) sans avoir au préalable consulté son médecin ou le pharmacien.

- Ce médicament est offert sans prescription. Pour plus d'information, lisez les recommandations du fabricant et consultez votre pharmacien.

Quels sont les effets secondaires les plus courants ?

- De légères crampes à l'estomac.
- Des nausées.
- De la constipation.

Cessez de donner ce médicament à votre enfant et contactez immédiatement son médecin si…

… l'un des effets secondaires mentionnés ci-dessus devient très marqué.

Carbamazépine

(Tegretol®)

À quoi sert ce médicament?

- À prévenir les crises convulsives.
- À soulager certains types de douleur.

Comment dois-je donner ce médicament à mon enfant?

- Selon la quantité recommandée par son médecin. Ce médicament doit être administré seulement au patient à qui il a été prescrit.
- Ne cessez pas de donner la carbamazépine à votre enfant, à moins que son médecin vous demande de le faire. Il peut être dangereux de cesser soudainement ce médicament s'il a été pris sur une longue période. Il peut être nécessaire de réduire graduellement la dose avant d'arrêter.
- Au même moment chaque jour.
- Si le médicament a été prescrit sous forme liquide, agitez bien la bouteille et mesurez la dose exacte à l'aide d'une seringue orale, d'un compte-gouttes ou d'une cuillère à médicaments. La dose peut être mélangée à du lait ou du jus, mais pas à des boissons gazeuses.
- Pour prévenir les maux d'estomac, vous pouvez administrer la carbamazépine avec de la nourriture ou du lait.
- Seulement certaines formes de comprimés peuvent être croqués ou écrasés pour faciliter la prise du médicament. Vérifiez avec votre pharmacien.

Comment dois-je conserver ce médicament?

- Dans son contenant original.
- Hors de la portée des enfants.
- À la température ambiante, à l'abri de la lumière et de l'humidité, qu'il soit en comprimés ou en liquide.

Que dois-je faire si j'oublie une dose?

Donnez-la dès que vous y pensez. Cependant, si le temps est presque venu de donner à votre enfant la dose suivante, ne lui donnez pas celle que vous avez oubliée. Ne doublez pas la dose. Si vous oubliez deux doses ou plus, contactez son médecin.

Dois-je prendre des précautions particulières ?

- Allez à tous les rendez-vous convenus avec le médecin de votre enfant. Votre enfant devra probablement faire analyser son sang afin de vérifier si le médicament est efficace pour lui et afin de s'assurer que la carbamazépine ne lui donne pas d'effets secondaires graves.
- Ne donnez aucun autre médicament à votre enfant (y compris les médicaments en vente libre et les produits naturels) sans avoir consulté au préalable son médecin ou le pharmacien.
- On recommande aux gens qui prennent de la carbamazépine d'éviter les aliments dérivés du pamplemousse (fruit, jus et cocktails d'agrumes qui en contiennent) parce que cela peut augmenter l'effet de la carbamazépine et ses effets secondaires.
- Comme il arrive que ce médicament entraîne de la somnolence, surveillez bien votre enfant lorsqu'il effectue des activités qui demandent de l'attention, comme monter un escalier. Ces effets devraient diminuer au fur et à mesure que votre enfant poursuit le traitement.
- La carbamazépine peut rendre la peau de votre enfant plus sensible au soleil. Habillez votre enfant avec des vêtements protecteurs et appliquez-lui une lotion dotée d'un écran solaire dont le facteur de protection (FPS) est d'au moins 30.
- Il serait utile de consigner par écrit tout renseignement concernant les crises convulsives de votre enfant (si le médicament est administré pour cette indication), son comportement et ses résultats scolaires afin de déterminer quelle est la dose optimale dans son cas.

Quels sont les effets secondaires les plus courants ?

- Des étourdissements, de la somnolence, de l'irritabilité, une vision trouble.

- Une sécheresse de la bouche (quand les enfants sont assez âgés, on soulage cet effet secondaire en leur donnant des bonbons durs ou de petits morceaux de glace).
- Des nausées, des vomissements, des douleurs abdominales, une perte d'appétit, de la diarrhée ou de la constipation.

Cessez de donner ce médicament à votre enfant et contactez immédiatement son médecin si...

... l'un des effets secondaires mentionnés ci-dessus devient très marqué;

... vous pensez avoir donné trop de carbamazépine à votre enfant;

... votre enfant présente n'importe laquelle des réactions suivantes:

- manque de coordination, mouvements anormaux;
- difficulté à voir ou à parler;
- ecchymoses (bleus) ou saignements inhabituels;
- éruptions cutanées ou taches violacées sur la peau;
- coloration jaunâtre des yeux ou de la peau;
- palpitations ou fréquence cardiaque élevée;
- changement du déroulement des crises convulsives (lorsque le médicament est administré pour des convulsions).

Céfaclor

(Ceclor®)

À quoi sert ce médicament ?

- À traiter certaines infections bactériennes.
- Le céfaclor est un antibiotique de la famille des céphalosporines.

Comment dois-je donner ce médicament à mon enfant ?

- Selon la fréquence recommandée par son médecin. Ce médicament doit être administré seulement au patient à qui il a été prescrit.
- Au complet. Ne cessez pas d'administrer le médicament à votre enfant parce qu'il se sent mieux ; l'infection pourrait recommencer.
- Si le médicament a été prescrit sous forme liquide, agitez bien la bouteille et mesurez la dose exacte à l'aide d'une seringue orale, d'un compte-gouttes ou d'une cuillère à médicaments.
- Donnez le céfaclor à jeun, une heure avant les repas ou deux heures après.
- Si votre enfant éprouve des maux d'estomac avec ce médicament, demandez à son médecin ou au pharmacien s'il peut être donné avec les repas ou avec une collation.

Comment dois-je conserver ce médicament ?

- Dans son contenant original.
- Hors de la portée des enfants.
- À la température ambiante, à l'abri de la lumière et de l'humidité, s'il est en gélules.
- Au réfrigérateur, s'il est sous forme liquide. Ne le congelez pas.
- Vérifiez la date de péremption du médicament et jetez-le après cette date. Ne gardez pas le médicament restant dans le but de l'utiliser pour une autre infection.

Que dois-je faire si j'oublie une dose ?

Donnez-la dès que vous y pensez. Cependant, si le temps est presque venu de donner à votre enfant la dose suivante, ne lui donnez pas celle que vous avez oubliée. Ne doublez pas la dose.

Dois-je prendre des précautions particulières ?

- Ne donnez pas ce médicament à votre enfant s'il est allergique aux pénicillines ou aux céphalosporines.
- Ne donnez à votre enfant aucun autre médicament (y compris les médicaments en vente libre et les produits naturels) sans avoir consulté au préalable son médecin ou le pharmacien.

Quels sont les effets secondaires les plus courants ?

- Une légère diarrhée.
- Des nausées et des vomissements.

Cessez de donner ce médicament à votre enfant et contactez immédiatement son médecin si...

... l'un des effets secondaires mentionnés ci-dessus devient très marqué ;

... votre enfant présente n'importe laquelle des réactions suivantes :

- enflure aux mains, aux pieds ou au visage ;
- éruptions cutanées, démangeaisons, urticaire ;
- essoufflement, respiration sifflante.

Céfixime

(Suprax®)

À quoi sert ce médicament ?

- À traiter certaines infections bactériennes.
- Le céfixime est un antibiotique de la famille des céphalosporines.

Comment dois-je donner ce médicament à mon enfant ?

- Selon la fréquence recommandée par son médecin. Ce médicament doit être administré seulement au patient à qui il a été prescrit.
- Au complet. Ne cessez pas d'administrer le médicament à votre enfant parce qu'il se sent mieux ; l'infection pourrait recommencer.
- Si le médicament a été prescrit sous forme liquide, agitez bien la bouteille et mesurez la dose exacte à l'aide d'une seringue orale, d'un compte-gouttes ou d'une cuillère à médicaments.
- Pour faciliter la prise du médicament, vous pouvez écraser ou couper les comprimés.
- Pour prévenir les maux d'estomac, vous pouvez administrer le céfixime avec de la nourriture ou du lait.

Comment dois-je conserver ce médicament ?

- Dans son contenant original.
- Hors de la portée des enfants.
- À la température ambiante, à l'abri de la lumière et de l'humidité s'il est en comprimés.
- Si le médicament a été prescrit **sous forme liquide**, il peut être conservé au réfrigérateur ou à la température ambiante. Ne le congelez pas.
- Vérifiez la date de péremption du médicament et jetez-le après cette date. Ne gardez pas le médicament restant dans le but de l'utiliser pour une autre infection.

Que dois-je faire si j'oublie une dose ?

Donnez-la dès que vous y pensez. Cependant, si le temps est presque venu de donner à votre enfant la dose suivante, ne lui donnez pas celle que vous avez oubliée. Ne doublez pas la dose.

Dois-je prendre des précautions particulières ?

- Ne donnez pas ce médicament à votre enfant s'il est allergique aux pénicillines ou aux céphalosporines.
- Ne donnez aucun autre médicament à votre enfant (y compris les médicaments en vente libre et les produits naturels) sans avoir consulté au préalable son médecin ou le pharmacien.

Quels sont les effets secondaires les plus courants ?

- Une légère diarrhée.
- Des nausées et des vomissements.

Cessez de donner ce médicament à votre enfant et contactez immédiatement son médecin si...

... l'un des effets secondaires mentionnés ci-dessus devient très marqué ;

... votre enfant présente n'importe laquelle des réactions suivantes :

- éruptions cutanées, démangeaisons, urticaire ;
- essoufflement, respiration sifflante ;
- enflure aux mains, aux pieds ou au visage.

Cefprozil

(Cefzil^MD)

À quoi sert ce médicament ?

- À traiter certaines infections bactériennes.
- Le cefprozil est un antibiotique de la famille des céphalosporines.

Comment dois-je donner ce médicament à mon enfant ?

- Selon la fréquence recommandée par son médecin. Ce médicament doit être administré seulement au patient à qui il a été prescrit.
- Au complet. Ne cessez pas d'administrer le médicament à votre enfant parce qu'il se sent mieux ; l'infection pourrait recommencer.
- Si le médicament a été prescrit sous forme liquide, agitez bien la bouteille et mesurez la dose exacte à l'aide d'une seringue orale, d'un compte-gouttes ou d'une cuillère à médicaments.
- Pour faciliter la prise du médicament, vous pouvez écraser ou couper les comprimés.
- Pour prévenir les maux d'estomac, vous pouvez administrer le cefprozil avec de la nourriture ou du lait.

Comment dois-je conserver ce médicament ?

- Dans son contenant original.
- Hors de la portée des enfants.
- À la température ambiante, à l'abri de la lumière et de l'humidité, s'il est en comprimés.
- Au réfrigérateur, s'il est sous forme liquide. Ne le congelez pas.
- Vérifiez la date de péremption du médicament et jetez-le après cette date. Ne gardez pas le médicament restant dans le but de l'utiliser pour une autre infection.

Que dois-je faire si j'oublie une dose?

Donnez-la dès que vous y pensez. Cependant, si le temps est presque venu de donner à votre enfant la dose suivante, ne lui donnez pas celle que vous avez oubliée. Ne doublez pas la dose.

Dois-je prendre des précautions particulières?

- Ne donnez pas ce médicament à votre enfant s'il est allergique aux pénicillines ou aux céphalosporines.
- Ne donnez à votre enfant aucun autre médicament (y compris les médicaments en vente libre et les produits naturels) sans avoir consulté au préalable son médecin ou le pharmacien.

Quels sont les effets secondaires les plus courants?

- Une légère diarrhée.
- Des nausées et des vomissements.

Cessez de donner ce médicament à votre enfant et contactez immédiatement son médecin si...

... l'un des effets secondaires mentionnés ci-dessus devient très marqué;

... votre enfant présente n'importe laquelle des réactions suivantes:

- éruptions cutanées, démangeaisons, urticaire;
- essoufflement, respiration sifflante;
- enflure aux mains, aux pieds ou au visage.

Céfuroxime axétil

(Ceftin®)

À quoi sert ce médicament?

- À traiter certaines infections bactériennes.
- Le céfuroxime est un antibiotique de la famille des céphalosporines.

Comment dois-je donner ce médicament à mon enfant?

- Selon la fréquence recommandée par son médecin. Ce médicament doit être administré seulement au patient à qui il a été prescrit.
- Au complet. Ne cessez pas d'administrer le médicament à votre enfant parce qu'il se sent mieux; l'infection pourrait recommencer.
- Si votre enfant prend le médicament en comprimés, ne le laissez pas les croquer. Les comprimés de céfuroxime ont un goût très amer.
- Par contre, en dernier recours, pour faciliter la prise du médicament, vous pouvez écraser ou couper les comprimés.
- Si le médicament a été prescrit sous forme liquide, agitez bien la bouteille et mesurez la dose exacte à l'aide d'une seringue orale, d'un compte-gouttes ou d'une cuillère à médicaments.
- Vous devez administrer le céfuroxime avec de la nourriture ou du lait.

Comment dois-je conserver ce médicament?

- Dans son contenant original.
- Hors de la portée des enfants.
- À la température ambiante, à l'abri de la lumière et de l'humidité, s'il est en comprimés.
- Si le médicament a été prescrit **sous forme liquide**, il peut être conservé au réfrigérateur ou à la température ambiante. Ne le congelez pas.

- Vérifiez la date de péremption du médicament et jetez-le après cette date. Ne gardez pas le médicament restant dans le but de l'utiliser pour une autre infection.

Que dois-je faire si j'oublie une dose ?

Donnez-la dès que vous y pensez. Cependant, si le temps est presque venu de donner à votre enfant la dose suivante, ne lui donnez pas celle que vous avez oubliée. Ne doublez pas la dose.

Dois-je prendre des précautions particulières ?

- Ne donnez pas ce médicament à votre enfant s'il est allergique aux pénicillines ou aux céphalosporines.
- Ne donnez à votre enfant aucun autre médicament (y compris les médicaments en vente libre et les produits naturels) sans avoir consulté au préalable son médecin ou le pharmacien.

Quels sont les effets secondaires les plus courants ?

- Une légère diarrhée.
- Des nausées et des vomissements.

Cessez de donner ce médicament à votre enfant et contactez immédiatement son médecin si...

... l'un des effets secondaires mentionnés ci-dessus devient très marqué ;

... votre enfant présente n'importe laquelle des réactions suivantes :

- éruptions cutanées, démangeaisons, urticaire ;
- essoufflement, respiration sifflante ;
- enflure aux mains, aux pieds ou au visage.

Céphalexine

(Kéflex®)

À quoi sert ce médicament ?

- À traiter certaines infections bactériennes.
- Le céphalexine est un antibiotique de la famille des céphalosporines.

Comment dois-je donner ce médicament à mon enfant ?

- Selon la fréquence recommandée par son médecin. Ce médicament doit être administré seulement au patient à qui il a été prescrit.
- Au complet. Ne cessez pas d'administrer le médicament à votre enfant parce qu'il se sent mieux ; l'infection pourrait recommencer.
- Si le médicament a été prescrit sous forme liquide, agitez bien la bouteille et mesurez la dose exacte à l'aide d'une seringue orale, d'un compte-gouttes ou d'une cuillère à médicaments.
- Pour faciliter la prise du médicament, vous pouvez écraser ou couper les comprimés.
- À jeun, une heure avant les repas ou deux heures après.
- Si votre enfant éprouve des maux d'estomac avec ce médicament, demandez à son médecin ou au pharmacien s'il peut le prendre avec les repas ou une collation.

Comment dois-je conserver ce médicament ?

- Dans son contenant original.
- Hors de la portée des enfants.
- À la température ambiante, à l'abri de la lumière et de l'humidité, s'il est en comprimés ou en gélules.
- Au réfrigérateur, s'il est sous forme liquide. Ne le congelez pas.
- Vérifiez la date de péremption du médicament et jetez-le après cette date. Ne gardez pas le médicament restant dans le but de l'utiliser pour une autre infection.

Que dois-je faire si j'oublie une dose ?

Donnez-la dès que vous y pensez. Cependant, si le temps est presque venu de donner à votre enfant la dose suivante, ne lui donnez pas celle que vous avez oubliée. Ne doublez pas la dose.

Dois-je prendre des précautions particulières ?

- Ne donnez pas ce médicament à votre enfant s'il est allergique aux pénicillines ou aux céphalosporines.
- Ne donnez à votre enfant aucun autre médicament (y compris les médicaments en vente libre et les produits naturels) sans avoir consulté au préalable son médecin ou le pharmacien.

Quels sont les effets secondaires les plus courants ?

- Une légère diarrhée.
- Des nausées et des vomissements.

Cessez de donner ce médicament à votre enfant et contactez immédiatement son médecin si...

... l'un des effets secondaires mentionnés ci-dessus devient très marqué ;

... votre enfant présente n'importe laquelle des réactions suivantes :

- éruptions cutanées, démangeaisons, urticaire ;
- essoufflement, respiration sifflante ;
- enflure aux mains, aux pieds ou au visage.

Ciprofloxacine
(Cipro®)

À quoi sert ce médicament ?

- À traiter certaines infections bactériennes.
- La ciprofloxacine est un antibiotique de la famille des quinolones.

Comment dois-je donner ce médicament à mon enfant ?

- Selon la fréquence recommandée par son médecin. Ce médicament doit être administré seulement au patient à qui il a été prescrit.
- Au complet. Ne cessez pas d'administrer le médicament à votre enfant parce qu'il se sent mieux ; l'infection pourrait recommencer.
- Pour faciliter la prise du médicament, vous pouvez écraser ou couper les comprimés.
- Si le médicament a été prescrit sous forme liquide, agitez bien la bouteille et mesurez la dose exacte à l'aide d'une seringue orale, d'un compte-gouttes ou d'une cuillère à médicaments.
- Pour prévenir les maux d'estomac, vous pouvez administrer la ciprofloxacine avec de la nourriture. Ne donnez pas ce médicament avec des produits laitiers.
- Ne donnez pas d'antiacides (contenant du magnésium, de l'aluminium ou du calcium), de fer ou de zinc à votre enfant une heure avant sa dose de ciprofloxacine ou deux heures après.

Comment dois-je conserver ce médicament ?

- Dans son contenant original.
- Hors de la portée des enfants.
- À la température ambiante, à l'abri de la lumière et de l'humidité, s'il est en comprimés.

- Si le médicament a été prescrit **sous forme liquide**, il peut être conservé au réfrigérateur ou à la température ambiante. Ne le congelez pas.
- Vérifiez la date de péremption du médicament et jetez-le après cette date. Ne gardez pas le médicament restant dans le but de l'utiliser pour une autre infection.

Que dois-je faire si j'oublie une dose ?

Donnez-la dès que vous y pensez. Cependant, si le temps est presque venu de donner à votre enfant la dose suivante, ne lui donnez pas celle que vous avez oubliée. Ne doublez pas la dose.

Dois-je prendre des précautions particulières ?

- Ne donnez pas ce médicament à votre enfant s'il est allergique aux quinolones.
- Ne donnez à votre enfant aucun autre médicament (y compris les médicaments en vente libre et les produits naturels) sans avoir consulté au préalable son médecin ou le pharmacien.
- La ciprofloxacine peut rendre la peau plus sensible au soleil. Habillez votre enfant avec des vêtements protecteurs et appliquez-lui une lotion dotée d'un écran solaire dont le facteur de protection (FPS) est d'au moins 30.

Quels sont les effets secondaires les plus courants ?

- Des nausées, des maux d'estomac, quelques vomissements ou un peu de diarrhée.
- Des maux de tête, des étourdissements, de la fatigue.

Cessez de donner ce médicament à votre enfant et contactez immédiatement son médecin si...

... l'un des effets secondaires mentionnés ci-dessus devient très marqué ;

... votre enfant présente n'importe laquelle des réactions suivantes :

- grosse diarrhée ;

- nausées et vomissements sévères ;
- éruptions cutanées, démangeaisons, urticaire ;
- essoufflement, respiration sifflante ;
- enflure aux mains, aux pieds ou au visage ;
- douleurs aux os ou aux articulations.

Citalopram

(Celexa®)

À quoi sert ce médicament ?

- À traiter la dépression, le trouble obsessif, les troubles anxieux et de panique.
- À traiter les troubles de l'alimentation.
- À traiter le syndrome de Gilles de la Tourette.

Comment dois-je donner ce médicament à mon enfant ?

- Selon la quantité recommandée par son médecin. Ce médicament doit être administré seulement au patient à qui il a été prescrit.
- Ne cessez pas de donner le citalopram à votre enfant à moins que son médecin vous demande de le faire.
- L'effet maximal de ce médicament peut n'être atteint qu'après plusieurs semaines.
- Pour faciliter la prise du médicament, vous pouvez écraser ou couper les comprimés.
- Pour prévenir les maux d'estomac, vous pouvez administrer le citalopram avec de la nourriture ou du lait.

Comment dois-je conserver ce médicament ?

- Dans son contenant original.
- Hors de la portée des enfants.
- À la température ambiante, à l'abri de la lumière et de l'humidité.

Que dois-je faire si j'oublie une dose ?

Donnez-la dès que vous y pensez. Cependant, si le temps est presque venu de donner à votre enfant la dose suivante, ne lui donnez pas celle que vous avez oubliée. Ne doublez pas la dose.

Dois-je prendre des précautions particulières ?

- Ne donnez à votre enfant aucun autre médicament (y compris les médicaments en vente libre et les produits naturels) sans avoir consulté au préalable son médecin ou le pharmacien.

- Comme il arrive que ce médicament entraîne de la somnolence, surveillez bien votre enfant lorsqu'il effectue des activités qui demandent de l'attention, comme monter un escalier. Ces effets devraient diminuer au fur et à mesure que votre enfant poursuit le traitement.
- Le citalopram peut rendre la peau plus sensible au soleil. Habillez votre enfant avec des vêtements protecteurs et appliquez-lui une lotion dotée d'un écran solaire dont le facteur de protection (FPS) est d'au moins 30.
- Le citalopram peut augmenter la fréquence des crises chez les enfants qui souffrent d'épilepsie. Si votre enfant fait des crises convulsives, consultez son médecin pour connaître les avantages et les risques associés à l'utilisation du citalopram.

Quels sont les effets secondaires les plus courants ?

- De la somnolence ou, au contraire, de l'agitation, de la nervosité, de la difficulté à dormir.
- Des maux de tête, des étourdissements, des tremblements, de la faiblesse.
- Des nausées, des maux d'estomac, une diminution de l'appétit, des vomissements, de la diarrhée ou de la constipation.
- Une sécheresse de la bouche (quand les enfants sont assez âgés, on soulage cet effet secondaire en leur donnant des bonbons durs ou de petits morceaux de glace).
- Une sudation abondante.

Cessez de donner ce médicament à votre enfant et contactez immédiatement son médecin si...

... l'un des effets secondaires mentionnés ci-dessus devient très marqué ;

... votre enfant présente n'importe laquelle des réactions suivantes :

- difficulté à voir ;
- tremblements intenses ;
- éruptions cutanées, urticaire, démangeaisons ;
- palpitations, douleurs thoraciques ;
- crises convulsives.

Clarithromycine

(Biaxin®)

À quoi sert ce médicament ?

- À traiter certaines infections bactériennes.
- La clarithromycine est un antibiotique de la famille des macrolides.

Comment dois-je donner ce médicament à mon enfant ?

- Selon la fréquence recommandée par son médecin. Ce médicament doit être administré seulement au patient à qui il a été prescrit.
- Au complet. Ne cessez pas d'administrer le médicament à votre enfant parce qu'il se sent mieux ; l'infection pourrait recommencer.
- Si le médicament a été prescrit sous forme liquide, agitez bien la bouteille et mesurez la dose exacte à l'aide d'une seringue orale, d'un compte-gouttes ou d'une cuillère à médicaments.
- Pour prévenir les maux d'estomac, vous pouvez administrer la clarithromycine avec de la nourriture ou du lait.

Comment dois-je conserver ce médicament ?

- Dans son contenant original.
- Hors de la portée des enfants.
- À la température ambiante, à l'abri de la lumière et de l'humidité, qu'il soit en comprimés ou en liquide.
- Ne réfrigérez pas la clarithromycine liquide. Ne la congelez pas.
- Vérifiez la date de péremption du médicament et jetez-le après cette date. Ne gardez pas le médicament restant dans le but de l'utiliser pour une autre infection.

Que dois-je faire si j'oublie une dose ?

Donnez-la dès que vous y pensez. Cependant, si le temps est presque venu de donner à votre enfant la dose suivante, ne lui donnez pas celle que vous avez oubliée. Ne doublez pas la dose.

Dois-je prendre des précautions particulières ?

- Ne donnez pas ce médicament à votre enfant s'il est allergique à l'azithromycine (*Zithromax*MC) ou à l'érythromycine (*Erybid*™).
- Ne donnez à votre enfant aucun autre médicament (y compris les médicaments en vente libre et les produits naturels) sans avoir consulté au préalable son médecin ou le pharmacien.
- Assurez-vous que le médecin et le pharmacien de votre enfant connaissent tous les autres médicaments que prend votre enfant. La clarithromycine peut entraîner des effets secondaires mettant la vie du patient en danger si elle est administrée en même temps que d'autres médicaments comme l'astémizole, le cisapride et la terfénadine.

Quels sont les effets secondaires les plus courants ?

- Une légère diarrhée.
- Des nausées et des vomissements.
- Un goût inhabituel dans la bouche.

Cessez de donner ce médicament à votre enfant et contactez immédiatement son médecin si...

... l'un des effets secondaires mentionnés ci-dessus devient très marqué ;

... votre enfant présente n'importe laquelle des réactions suivantes :

- grosse diarrhée ;
- nausées et vomissements sévères ;
- éruptions cutanées, démangeaisons, urticaire ;
- difficulté à respirer ;
- enflure aux mains, aux pieds ou au visage.

Clindamycine

(Dalacin®)

À quoi sert ce médicament ?

- À traiter certaines infections bactériennes.
- La clindamycine est un antibiotique.

Comment dois-je donner ce médicament à mon enfant ?

- Selon la fréquence recommandée par son médecin. Ce médicament doit être administré seulement au patient à qui il a été prescrit.
- Au complet. Ne cessez pas d'administrer le médicament à votre enfant parce qu'il se sent mieux ; l'infection pourrait recommencer.
- Faites boire un verre d'eau à votre enfant après chaque dose.
- Si le médicament a été prescrit sous forme liquide, agitez bien la bouteille et mesurez la dose exacte à l'aide d'une seringue orale, d'un compte-gouttes ou d'une cuillère à médicaments.
- Pour prévenir les maux d'estomac, vous pouvez administrer la clindamycine avec de la nourriture ou du lait.

Comment dois-je conserver ce médicament ?

- Dans son contenant original.
- Hors de la portée des enfants.
- À la température ambiante, à l'abri de la lumière et de l'humidité, qu'il soit en gélules ou en liquide.
- Ne réfrigérez pas la clindamycine liquide. Ne la congelez pas.
- Vérifiez la date de péremption du médicament et jetez-le après cette date. Ne gardez pas le médicament restant dans le but de l'utiliser pour une autre infection.

Que dois-je faire si j'oublie une dose ?

Donnez-la dès que vous y pensez. Cependant, si le temps est presque venu de donner à votre enfant la dose suivante, ne lui donnez pas celle que vous avez oubliée. Ne doublez pas la dose.

Dois-je prendre des précautions particulières ?

- Ne donnez à votre enfant aucun autre médicament (y compris les médicaments en vente libre et les produits naturels) sans avoir consulté au préalable son médecin ou le pharmacien.

Quels sont les effets secondaires les plus courants ?

- Une légère diarrhée.
- Des nausées et des vomissements.
- Des flatulences, des maux d'estomac.

Cessez de donner ce médicament à votre enfant et contactez immédiatement son médecin si...

... l'un des effets secondaires mentionnés ci-dessus devient très marqué ;

... votre enfant présente n'importe laquelle des réactions suivantes :

- diarrhée abondante ou sanguinolente ;
- éruptions cutanées, démangeaisons, urticaire ;
- essoufflement, respiration sifflante ;
- enflure aux mains, aux pieds ou au visage.

Clonazépam

(Rivotril®)

À quoi sert ce médicament ?

- À prévenir les crises convulsives.
- À traiter l'insomnie.
- À traiter l'anxiété.

Comment dois-je donner ce médicament à mon enfant ?

- Selon la quantité recommandée par son médecin. Ce médicament doit être administré seulement au patient à qui il a été prescrit.
- Au même moment chaque jour.
- Ne cessez pas de donner le clonazépam à votre enfant à moins que son médecin vous demande de le faire. Il peut être nécessaire de réduire graduellement la dose avant d'arrêter. Il peut être dangereux de cesser soudainement le clonazépam qui a été pris sur une période prolongée.
- Si le médicament a été prescrit sous forme liquide, agitez bien la bouteille et mesurez la dose exacte à l'aide d'une seringue orale, d'un compte-gouttes ou d'une cuillère à médicaments.
- Pour prévenir les maux d'estomac, vous pouvez administrer le clonazépam avec de la nourriture ou du lait.
- Pour faciliter la prise du médicament, vous pouvez couper ou écraser les comprimés de clonazépam.

Comment dois-je conserver ce médicament ?

- Dans son contenant original.
- Hors de la portée des enfants.
- À la température ambiante, à l'abri de la lumière et de l'humidité s'il est en comprimés.
- Si le médicament a été prescrit sous forme liquide, demandez à votre pharmacien de quelle façon il doit être conservé.

Que dois-je faire si j'oublie une dose ?

Donnez-la dès que vous y pensez. Cependant, si le temps est presque venu de donner à votre enfant la dose suivante, ne lui donnez pas celle que vous avez oubliée. Ne doublez pas la dose. Si vous oubliez deux doses ou plus, contactez son médecin.

Dois-je prendre des précautions particulières ?

- Ne donnez à votre enfant aucun autre médicament (y compris les médicaments en vente libre et les produits naturels) sans avoir consulté au préalable son médecin ou le pharmacien.
- Comme il arrive que ce médicament entraîne de la somnolence, surveillez bien votre enfant lorsqu'il effectue des activités qui demandent de l'attention, comme monter un escalier. Ces effets devraient diminuer au fur et à mesure que votre enfant poursuit le traitement.
- Il serait utile de consigner par écrit tout renseignement concernant les crises convulsives de votre enfant (si le médicament est administré pour cette indication), son comportement et ses résultats scolaires afin de déterminer quelle est la dose optimale dans son cas.
- L'utilisation à long terme du clonazépam peut entraîner de la tolérance et de l'accoutumance. Si votre enfant a besoin d'un traitement de longue durée, il serait utile de discuter de ces questions avec son médecin.

Quels sont les effets secondaires les plus courants ?

- De la somnolence, de la fatigue.
- Des étourdissements, un manque de coordination.

Cessez de donner ce médicament à votre enfant et contactez immédiatement son médecin si...

... l'un des effets secondaires mentionnés ci-dessus devient très marqué ;

... vous pensez avoir donné trop de clonazépam à votre enfant ;

... votre enfant présente n'importe laquelle des réactions suivantes :

- changements de comportement (agressivité, irritabilité);
- agitation, cauchemars;
- confusion;
- tremblements;
- difficulté à respirer;
- changement dans le déroulement des crises convulsives.

Clonidine

(Catapres®)

À quoi sert ce médicament ?

- À réduire la pression sanguine.
- À traiter le trouble de déficit de l'attention/hyperactivité ou le syndrome de Gilles de la Tourette.
- À prévenir les symptômes de sevrage après l'utilisation à long terme de morphine.
- À prévenir les migraines.

Comment dois-je donner ce médicament à mon enfant ?

- Selon la fréquence recommandée par son médecin. Ce médicament doit être administré seulement au patient à qui il a été prescrit.
- Ne cessez pas de donner le médicament à votre enfant à moins que son médecin vous demande de le faire. Il peut être nécessaire de réduire graduellement la dose avant d'arrêter.
- Pour faciliter la prise du médicament, vous pouvez écraser ou couper les comprimés.
- Si le médicament a été prescrit sous forme liquide, mesurez la dose exacte à l'aide d'une seringue orale, d'un compte-gouttes ou d'une cuillère à médicaments.
- Si votre enfant utilise les timbres cutanés de clonidine, demandez à votre pharmacien de vous expliquer les directives spécifiques pour les appliquer. Le timbre cutané doit être appliqué sur une surface de peau non velue et propre du haut du bras ou de la poitrine. Si le timbre cutané s'enlève avant le moment prévu, il est possible de le maintenir en place avec du ruban adhésif. Disposez des timbres cutanés avec précaution. Ils peuvent contenir assez de médication pour être dangereux pour les enfants ou les animaux. Enlevez toujours l'ancien timbre avant d'en mettre un nouveau.

Comment dois-je conserver ce médicament?

- Dans son contenant original.
- Hors de la portée des enfants.
- À la température ambiante, à l'abri de la lumière et de l'humidité, s'il est en comprimés ou en timbre.
- Si le médicament a été prescrit sous forme liquide, demandez à votre pharmacien de quelle façon il doit être conservé.

Que dois-je faire si j'oublie une dose?

- Donnez-la dès que vous y pensez. Cependant, si le temps est presque venu de donner à votre enfant la dose suivante, ne lui donnez pas celle que vous avez oubliée. Ne doublez pas la dose.
- Si vous oubliez de changer le timbre cutané de votre enfant, appliquez un nouveau timbre dès que vous y pensez. Consultez le médecin de votre enfant pour de plus amples directives.

Dois-je prendre des précautions particulières?

- Ne donnez à votre enfant aucun autre médicament (y compris les médicaments en vente libre et les produits naturels) sans avoir consulté au préalable son médecin ou le pharmacien.
- Comme il arrive que ce médicament entraîne de la somnolence, surveillez bien votre enfant lorsqu'il effectue des activités qui demandent de l'attention, comme monter un escalier. Ces effets devraient diminuer au fur et à mesure que votre enfant poursuit le traitement.
- Pour prévenir les étourdissements, demandez à votre enfant de se lever doucement après s'être étendu.

Quels sont les effets secondaires les plus courants?

- De la somnolence, des étourdissements, des maux de tête.
- Une sécheresse de la bouche (quand les enfants sont assez âgés, on soulage cet effet secondaire en leur donnant des bonbons durs ou de petits morceaux de glace).
- Des démangeaisons ou une irritation de la peau avec les timbres cutanés.

- De la constipation (cela cesse habituellement sans qu'il soit nécessaire d'arrêter l'utilisation du médicament).

Cessez de donner ce médicament à votre enfant et contactez immédiatement son médecin si...

... l'un des effets secondaires mentionnés ci-dessus devient très marqué;

... votre enfant présente n'importe laquelle des réactions suivantes:

- somnolence ou étourdissements persistants, faiblesse inhabituelle;
- pulsations cardiaques rapides ou lentes;
- changement d'humeur.

Cloxacilline

À quoi sert ce médicament ?

- À traiter certaines infections bactériennes.
- La cloxacilline est un antibiotique de la famille des pénicillines.

Comment dois-je donner ce médicament à mon enfant ?

- Selon la fréquence recommandée par son médecin. Ce médicament doit être administré seulement au patient à qui il a été prescrit.
- Au complet. Ne cessez pas d'administrer le médicament à votre enfant parce qu'il se sent mieux ; l'infection pourrait recommencer.
- À jeun, une heure avant les repas ou deux heures après. Si votre enfant éprouve des maux d'estomac avec ce médicament, demandez à son médecin ou au pharmacien s'il peut être administré avec les repas ou avec une collation.
- Si le médicament a été prescrit sous forme liquide, agitez bien la bouteille et mesurez la dose exacte à l'aide d'une seringue orale, d'un compte-gouttes ou d'une cuillère à médicaments.
- Faites boire un verre d'eau à votre enfant après chaque dose.

Comment dois-je conserver ce médicament ?

- Dans son contenant original.
- Hors de la portée des enfants.
- À la température ambiante, à l'abri de la lumière et de l'humidité, s'il est en gélules.
- Au réfrigérateur, si la cloxacilline est liquide. Ne la congelez pas.
- Vérifiez la date de péremption du médicament et jetez-le après cette date. Ne gardez pas le médicament restant dans le but de l'utiliser pour une autre infection.

Que dois-je faire si j'oublie une dose?

Donnez-la dès que vous y pensez. Cependant, si le temps est presque venu de donner à votre enfant la dose suivante, ne lui donnez pas celle que vous avez oubliée. Ne doublez pas la dose.

Dois-je prendre des précautions particulières?

- Ne donnez pas ce médicament à votre enfant s'il est allergique aux pénicillines ou aux céphalosporines.
- Ne donnez à votre enfant aucun autre médicament (y compris les médicaments en vente libre et les produits naturels) sans avoir consulté au préalable son médecin ou le pharmacien.

Quels sont les effets secondaires les plus courants?

- Une légère diarrhée.
- Des nausées et des vomissements.

Cessez de donner ce médicament à votre enfant et contactez immédiatement son médecin si...

... l'un des effets secondaires mentionnés ci-dessus devient très marqué;

... votre enfant présente n'importe laquelle des réactions suivantes:

- éruptions cutanées, démangeaisons, urticaire;
- essoufflement, respiration sifflante;
- enflure aux mains, aux pieds ou au visage.

Codéine

À quoi sert ce médicament ?

- À soulager la douleur.
- À diminuer la toux.

Comment dois-je donner ce médicament à mon enfant ?

- Selon la quantité recommandée par le médecin de votre enfant. Ce médicament doit être administré seulement au patient à qui il a été prescrit.
- Si vous administrez régulièrement de la codéine à votre enfant pour soulager la douleur, n'arrêtez pas subitement de lui en donner, à moins que son médecin vous demande de le faire. Il peut être nécessaire de réduire la dose graduellement avant d'arrêter.
- Si le médicament a été prescrit sous forme liquide, mesurez la dose exacte à l'aide d'une seringue orale, d'un compte-gouttes ou d'une cuillère à médicaments.
- Ne coupez pas les comprimés à libération prolongée et ne laissez pas votre enfant les croquer. Par contre, pour faciliter la prise du médicament, vous pouvez écraser ou couper les comprimés réguliers.
- Pour prévenir les maux d'estomac, vous pouvez administrer ce médicament avec de la nourriture ou du lait.

Comment dois-je conserver ce médicament ?

- Dans son contenant original.
- Hors de la portée des enfants.
- À la température ambiante, à l'abri de la lumière et de l'humidité, qu'il soit en comprimés ou en liquide.

Que dois-je faire si j'oublie une dose ?

Donnez-la dès que vous y pensez. Cependant, si le temps est presque venu de donner à votre enfant la dose suivante, ne lui donnez pas celle que vous avez oubliée. Ne doublez pas la dose.

Dois-je prendre des précautions particulières ?

- Ne donnez pas ce médicament à votre enfant s'il est allergique à la codéine ou à la morphine.
- Ne donnez à votre enfant aucun autre médicament (y compris les médicaments en vente libre et les produits naturels) sans avoir consulté au préalable son médecin ou le pharmacien.
- Comme il arrive que ce médicament entraîne de la somnolence, surveillez bien votre enfant lorsqu'il effectue des activités qui demandent de l'attention, comme monter un escalier. Ces effets devraient diminuer au fur et à mesure que votre enfant poursuit le traitement.
- Les prescriptions de narcotiques ne sont pas renouvelables. Si votre enfant a besoin de plus de codéine, contactez son médecin.
- La codéine fait partie de certains produits offerts sans ordonnance. Pour plus d'information, consultez votre pharmacien.
- L'utilisation de ce médicament pendant plus d'une semaine peut entraîner de la tolérance et de l'accoutumance. Si votre enfant a besoin d'un traitement de longue durée, il serait utile de discuter de ces questions avec son médecin.

Quels sont les effets secondaires les plus courants ?

- Des nausées, des vomissements, de la constipation (pour prévenir la constipation, augmentez la quantité de liquides et de fibres dans l'alimentation de votre enfant).
- De la somnolence.
- Des étourdissements.

Cessez de donner ce médicament à votre enfant et contactez immédiatement son médecin si...

... l'un des effets secondaires mentionnés ci-dessus devient très marqué ;

... vous pensez avoir donné trop de médicament à votre enfant ;

... votre enfant présente n'importe laquelle des réactions suivantes :

- difficulté à respirer ou somnolence ;
- palpitations ou pulsations cardiaques lentes ;
- éruptions cutanées, urticaire ou démangeaisons.

Corticostéroïdes en inhalation

Béclométhasone *(Qvar[MC])*
Budésonide *(Pulmicort®)*
Fluticasone *(Flovent®)*

À quoi servent ces médicaments ?

- À réduire l'inflammation dans les poumons afin de dégager les voies respiratoires. Les corticostéroïdes en inhalation réduisent la production de mucus qui accompagne l'asthme et ils en préviennent les crises. Ils peuvent aussi soulager la difficulté respiratoire associée à une infection pulmonaire. Il faut quelques jours avant qu'ils soient pleinement efficaces ; il est donc important de les administrer pendant au moins une à deux semaines et même plus si le médecin l'indique.
- Les corticostéroïdes en inhalation ne sont pas utiles pour maîtriser une crise d'asthme déjà en cours. Pour soulager la respiration sifflante associée à l'asthme, un autre médicament a probablement été prescrit, le salbutamol ou la terbutaline, à prendre avant le corticostéroïde.

Comment dois-je donner ces médicaments à mon enfant ?

- Cette classe de médicaments se présente sous différentes formes :
  - **En aérosol-doseur** : il s'agit d'une bombonne remplie d'un gaz propulseur. Si votre enfant s'est vu prescrire cette formule, il est fortement recommandé de l'utiliser avec une chambre d'espacement, qui permet une meilleure absorption pulmonaire du médicament. Il faut bien agiter l'aérosol-doseur avant l'usage.
  - **En poudre** : parmi les dispositifs offerts, on retrouve le *Turbuhaler®* et le *Diskus®*. Ces dispositifs d'inhalation sont indiqués pour les enfants plus âgés.
- Dans un cas comme dans l'autre, il est important de respecter la dose et la durée de traitement prescrites. Ne modifiez pas la dose sans avoir obtenu l'autorisation du médecin.

- Ne cessez pas de donner le médicament à votre enfant à moins que son médecin vous demande de le faire.

Comment dois-je conserver ces médicaments ?

- Hors de la portée des enfants.
- À la température ambiante, à l'abri de la lumière et de l'humidité.
- Vérifiez la date de péremption du médicament et ne l'utilisez pas après cette date. Vous pouvez apporter le contenant vide ou périmé à votre pharmacien, qui en disposera en toute sécurité.

Que dois-je faire si j'oublie une dose ?

Donnez-la dès que vous y pensez. Cependant, si le temps est presque venu de donner à votre enfant la dose suivante, ne lui donnez pas celle que vous avez oubliée. Ne doublez pas la dose.

Dois-je prendre des précautions particulières ?

- Ne donnez à votre enfant aucun autre médicament (y compris les médicaments en vente libre et les produits naturels) sans avoir consulté au préalable son médecin ou le pharmacien.
- Après avoir pris ce médicament, l'enfant doit se rincer la bouche avec de l'eau ou se brosser les dents. Cela aide à prévenir l'enrouement de la voix, l'irritation de la gorge et une infection de la bouche, la candidose (aussi appelée muguet).
- Si vous constatez une aggravation des symptômes respiratoires malgré l'utilisation de ce médicament, consultez de nouveau le médecin.
- Avertissez tout professionnel de la santé prenant soin de votre enfant que celui-ci prend ce médicament.
- La forme Diskus® est contre-indiquée chez les gens souffrant d'allergie au lactose. À noter que l'allergie au lactose est différente de l'intolérance; l'allergie est très rare.

Quels sont les effets indésirables les plus courants ?

- Un écoulement nasal, de la sensibilité ou de la congestion nasale.

- La voix enrouée ou d'autres modifications de la voix.
- Du mucus jaune verdâtre dans le nez.
- Une perte d'appétit.
- De la toux.

Cessez de donner ces médicaments à votre enfant et contactez immédiatement son médecin si...

... l'un des effets secondaires mentionnés ci-dessus devient très marqué;

... votre enfant présente n'importe laquelle des réactions suivantes:

- apparition de plaques blanches dans la bouche et la gorge;
- difficulté à avaler.

Corticostéroïdes systémiques

Bétaméthasone
Cortisone *(Cortone®)*
Dexaméthasone *(Decadron®)*
Fludrocortisone *(Florinef®)*
Hydrocortisone *(Cortef®)*
Méthylprednisolone *(Medrol®)*
Prednisolone *(Pediapred®)*
Prednisone
Triamcinolone *(Aristocort®)*

À quoi servent ces médicaments ?

- À diminuer la réaction inflammatoire, par exemple dans le cas de l'asthme ou des maladies inflammatoires de l'intestin.
- À prévenir le rejet, dans le cas d'une transplantation d'organe ou d'une greffe de moelle osseuse.
- À traiter les leucémies, les lymphomes ainsi que divers autres cancers.

Comment dois-je donner ces médicaments à mon enfant ?

- Selon la quantité prescrite par son médecin. Ces médicaments doivent être administrés seulement au patient à qui ils ont été prescrits.
- Ne cessez pas de donner ces médicaments à votre enfant à moins que son médecin vous demande de le faire. Il est dangereux de cesser soudainement des corticostéroïdes systémiques qui ont été pris sur une période prolongée. Il peut être nécessaire de réduire la dose graduellement.
- Si les médicaments ont été prescrits sous forme liquide, agitez bien la bouteille et mesurez la dose exacte à l'aide d'une seringue orale, d'un compte-gouttes ou d'une cuillère à médicaments.
- Pour faciliter la prise des médicaments, vous pouvez couper ou écraser les comprimés.

- Pour prévenir les maux d'estomac, vous pouvez administrer les corticostéroïdes avec de la nourriture ou du lait.

Comment dois-je conserver ces médicaments ?

- Dans leur contenant original.
- Hors de la portée des enfants.
- À la température ambiante, à l'abri de la lumière et de l'humidité s'ils sont en comprimés.
- Si le médicament a été prescrit sous forme liquide, demandez à votre pharmacien comment il doit être conservé. Ne congelez pas le médicament.

Que dois-je faire si j'oublie une dose ?

Donnez-la dès que vous y pensez. Cependant, si le temps est presque venu de donner à votre enfant la dose suivante, ne lui donnez pas celle que vous avez oubliée. Ne doublez pas la dose. Si vous oubliez deux doses ou plus, contactez son médecin.

Dois-je prendre des précautions particulières ?

- Ne donnez à votre enfant aucun autre médicament (y compris les médicaments en vente libre et les produits naturels) sans avoir au préalable consulté son médecin ou le pharmacien.
- Si votre enfant utilise un corticostéroïde systémique de façon prolongée, ne le faites pas vacciner sans consulter son médecin.
- Informez le médecin de votre enfant de tout signe d'infection, par exemple de la fièvre ou un mal de gorge.

Quels sont les effets secondaires les plus courants ?

- Des brûlures d'estomac.
- Une augmentation de l'appétit, une prise de poids.
- Des changements d'humeur ou de comportement.
- De l'acné.
- Une accélération de la pousse des cheveux et des poils (dans le cas d'une utilisation prolongée).

- Une boursouflure du visage, des mains et des chevilles (dans le cas d'une utilisation prolongée).
- Un rougissement de la peau.

Cessez de donner ces médicaments à votre enfant et contactez immédiatement son médecin si...

... l'un des effets secondaires mentionnés ci-dessus devient très marqué;

... vous pensez avoir donné trop de corticostéroïdes à votre enfant;

... votre enfant présente n'importe laquelle des réactions suivantes:

- difficulté à voir;
- soif accrue;
- transpiration accrue;
- plaies qui ne cicatrisent pas;
- faiblesse significative;
- signes d'infection (fièvre, mal de gorge, etc.).

Corticostéroïdes topiques

(CRÈMES, ONGUENTS, LOTIONS, GELS)

Bétaméthasone *(Celestoderm®)*
Clobétasol *(Dermovate®)*
Désonide *(Desocort*MD*)*
Fluméthasone *(Locacorten®)*
Fluocinolone *(Capex*MC*)*
Hydrocortisone *(Cortate®)*
Mométasone *(Elocom®)*
Triamcinolone *(Kenalog®)*

À quoi servent ces médicaments?

- À diminuer l'inflammation, les démangeaisons et la rougeur associées aux éruptions cutanées et aux maladies de la peau.

Comment dois-je donner ces médicaments à mon enfant?

- Selon la quantité prescrite par son médecin. Ces médicaments doivent être administrés seulement au patient à qui ils ont été prescrits.
- Appliquez une mince couche du produit sur une peau propre et sèche, en frottant doucement (uniquement sur la région atteinte). Ne couvrez pas d'un pansement, à moins que ce soit prescrit par le médecin.
- Appliquez le médicament seulement à l'endroit prescrit par le médecin. Certains de ces médicaments ne peuvent pas être appliqués partout sur le corps (exemple: visage, fesses, etc.)
- Évitez le contact avec les yeux.

Comment dois-je conserver ces médicaments?

- Dans leur contenant original.
- Hors de la portée des enfants.
- À la température ambiante, à l'abri de la lumière et de l'humidité.

- Il est à noter que les crèmes ou les onguents en pot ne devraient être utilisés que jusqu'à trois mois après leur ouverture; les tubes peuvent l'être jusqu'à un an après leur ouverture.

Que dois-je faire si j'oublie une dose?

- Appliquez-la dès que vous y pensez. Cependant, si le temps est presque venu d'appliquer à votre enfant la dose suivante, ne lui donnez pas celle que vous avez oubliée.

Dois-je prendre des précautions particulières?

- Ne donnez à votre enfant aucun autre médicament (y compris les médicaments en vente libre et les produits naturels) sans avoir consulté au préalable son médecin ou le pharmacien.

Quels sont les effets secondaires les plus courants ?

- Une sensation de brûlure à l'application, des rougeurs, une sécheresse de la peau.
- Un amincissement de la peau.
- Des plaies qui cicatrisent lentement.

Cessez de donner ces médicaments à votre enfant et contactez immédiatement son médecin si...

... l'un des effets secondaires mentionnés ci-dessus devient très marqué;

... votre enfant présente n'importe laquelle des réactions suivantes:

- démangeaisons, brûlure ou irritation sévère de la peau;
- enflure et rougeur intense au site d'application.

Co-trimoxazole ou Triméthoprime/Sulfaméthoxazole

(Septra®, Bactrim®)

À quoi sert ce médicament?

- À traiter et à prévenir certaines infections bactériennes.
- Le co-trimoxazole est un antibiotique de la famille des sulfamidés.

Comment dois-je donner ce médicament à mon enfant?

- Selon la fréquence recommandée par son médecin. Le co-trimoxazole doit être administré seulement au patient à qui il a été prescrit.
- Au complet. Ne cessez pas d'administrer le médicament à votre enfant parce qu'il se sent mieux; l'infection pourrait recommencer.
- Pour faciliter la prise du médicament, vous pouvez écraser ou couper les comprimés.
- Pour prévenir les maux d'estomac, vous pouvez administrer le co-trimoxazole avec de la nourriture ou du lait.
- En prenant ce médicament, il faut boire beaucoup de liquide.

Comment dois-je conserver ce médicament?

- Dans son contenant original.
- Hors de la portée des enfants.
- À la température ambiante, à l'abri de la lumière et de l'humidité, qu'il soit en comprimés ou en liquide.

Que dois-je faire si j'oublie une dose?

Donnez-la dès que vous y pensez. Cependant, si le temps est presque venu d'administrer à votre enfant la dose suivante, ne lui donnez pas celle que vous avez oubliée. Ne doublez pas la dose.

Dois-je prendre des précautions particulières ?

- Ne donnez pas ce médicament à votre enfant s'il est allergique aux sulfamidés.
- Discutez de l'utilisation de ce médicament avec le médecin si votre enfant a une déficience en acide folique ou en glucose-6-phosphate déshydrogénase.
- Ne donnez à votre enfant aucun autre médicament (y compris les médicaments en vente libre et les produits naturels) sans avoir consulté au préalable son médecin ou le pharmacien.
- Le co-trimoxazole peut rendre la peau de votre enfant plus sensible au soleil. Habillez votre enfant avec des vêtements protecteurs et appliquez-lui une lotion dotée d'un écran solaire dont le facteur de protection (FPS) est d'au moins 30.

Quels sont les effets secondaires les plus courants ?

- Des nausées et des vomissements.

Cessez de donner ce médicament à votre enfant et contactez immédiatement son médecin si...

... l'un des effets secondaires mentionnés ci-dessus devient très marqué ;

... votre enfant présente n'importe laquelle des réactions suivantes :

- éruptions cutanées, démangeaisons, urticaire ;
- essoufflement, respiration sifflante ;
- enflure aux mains, aux pieds ou au visage ;
- coloration jaunâtre des yeux ou de la peau.

Cyclosporine

(Neoral®)

À quoi sert ce médicament?

- À prévenir le rejet dans le cas d'une transplantation d'organe ou d'une greffe de moelle osseuse.
- À supprimer la réponse immunitaire dans certaines maladies inflammatoires.

Comment dois-je donner ce médicament à mon enfant?

- Selon la fréquence recommandée par son médecin. Ce médicament doit être administré seulement au patient à qui il a été prescrit.
- Au même moment chaque jour.
- Si le médicament entre en contact avec votre peau ou avec celle de votre enfant, nettoyez-la immédiatement.
- Ne cessez pas de donner le médicament à votre enfant, à moins que son médecin vous demande de le faire.
- Si le médicament a été prescrit sous forme liquide, mesurez la dose exacte à l'aide d'une seringue orale ou d'un compte-gouttes. Essuyez le compte-gouttes avec un linge sec après chaque utilisation; ne le rincez pas avec de l'eau.
- La cyclosporine liquide peut être mélangée dans un contenant de verre (pas de plastique) avec du lait, du jus d'orange ou du jus de pomme à la température de la pièce. Agitez bien. Faites boire le mélange à votre enfant immédiatement; ne le conservez pas. Rincez le verre avec plus de lait ou de jus et faites-le boire à votre enfant. Le médicament peut avoir mauvais goût lorsqu'il est mélangé avec du lait.

Comment dois-je conserver ce médicament?

- Dans son contenant original.
- Hors de la portée des enfants.
- À la température ambiante, à l'abri de la lumière et de l'humidité, qu'il soit en capsules ou en liquide.

- Ne réfrigérez pas et ne congelez pas la cyclosporine.

Que dois-je faire si j'oublie une dose ?

Donnez-la dès que vous y pensez. Cependant, si le temps est presque venu de donner à votre enfant la dose suivante, ne lui donnez pas celle que vous avez oubliée. Ne doublez pas la dose. Si vous oubliez deux doses ou plus, contactez son médecin.

Dois-je prendre des précautions particulières ?

- On recommande aux gens qui prennent de la cyclosporine d'éviter les aliments dérivés du pamplemousse (fruit, jus et cocktails d'agrumes qui en contiennent, etc.), parce que cela peut augmenter l'effet de la cyclosporine et ses effets secondaires.
- Allez à tous les rendez-vous convenus avec le médecin de votre enfant. Celui-ci devra subir des prises de sang afin de s'assurer que la dose est adéquate et que la cyclosporine ne lui donne pas d'effets secondaires graves.
- Ne donnez à votre enfant aucun autre médicament (y compris les médicaments en vente libre ou les produits naturels) sans avoir consulté au préalable son médecin ou le pharmacien. Ce médicament peut interagir avec beaucoup d'autres médicaments.
- Ne faites pas vacciner votre enfant sans avoir consulté au préalable son médecin.

Quels sont les effets secondaires les plus courants ?

- Des nausées, des vomissements, de la diarrhée.
- De légères crampes aux jambes.
- Une accélération de la pousse des cheveux et des poils, de l'acné, une peau huileuse.
- De l'hypertension (il se peut que des médicaments antihypertenseurs soient nécessaires).
- Une augmentation du risque de contracter des infections.
- Une sensibilité ou une enflure des gencives. L'enfant doit se brosser les dents régulièrement et avec soin et utiliser une soie dentaire; frottez doucement ses gencives ou

utilisez un anneau de dentition frais; effectuez régulièrement des visites chez le dentiste.

- Une diminution du magnésium dans le sang (il se peut que des suppléments de magnésium soient nécessaires).

Cessez de donner ce médicament à votre enfant et contactez immédiatement son médecin si...

... l'un des effets secondaires mentionnés ci-dessus devient très marqué;

... vous pensez avoir donné trop de cyclosporine à votre enfant;

... votre enfant présente n'importe laquelle des réactions suivantes :

- diarrhée, nausées ou vomissements persistants;
- tremblements ou soubresauts musculaires, crampes;
- signes d'infection (mal de gorge, fièvre, frissons);
- coloration jaunâtre des yeux ou de la peau;
- picotements ou engourdissements des mains ou des pieds;
- difficulté à uriner;
- difficulté à voir ou à entendre;
- crises convulsives.

Cyproheptadine

(Periactin®)

À quoi sert ce médicament?

- À soulager les symptômes d'allergies et de rhume des foins (on l'utilise comme antihistaminique).
- À stimuler l'appétit.
- À traiter les céphalées vasculaires de Horton.
- À traiter les démangeaisons intenses.

Comment dois-je donner ce médicament à mon enfant?

- Selon la fréquence recommandée par son médecin. Ce médicament doit être administré seulement au patient à qui il a été prescrit.
- Au même moment chaque jour.
- Pour faciliter l'administration du médicament, vous pouvez écraser ou couper les comprimés.
- Si le médicament a été prescrit sous forme liquide, mesurez la dose exacte à l'aide d'une seringue orale, d'un compte-gouttes ou d'une cuillère à médicaments.
- Pour prévenir les maux d'estomac, vous pouvez administrer la cyproheptadine avec de la nourriture ou du lait.

Comment dois-je conserver ce médicament?

- Dans son contenant original.
- Hors de la portée des enfants.
- À la température ambiante, à l'abri de la lumière et de l'humidité, qu'il soit en comprimés ou en liquide.

Que dois-je faire si j'oublie une dose?

Donnez-la dès que vous y pensez. Cependant, si le temps est presque venu de donner à votre enfant la dose suivante, ne lui donnez pas celle que vous avez oubliée. Ne doublez pas la dose.

Dois-je prendre des précautions particulières ?

- Ne donnez à votre enfant aucun autre médicament (y compris les médicaments en vente libre et les produits naturels) sans avoir consulté au préalable son médecin ou le pharmacien.
- Comme il arrive que ce médicament entraîne de la somnolence ou des étourdissements, surveillez bien votre enfant lorsqu'il effectue des activités qui demandent de l'attention, comme monter un escalier. Ces effets devraient diminuer au fur et à mesure que votre enfant poursuit le traitement.
- Ce médicament est offert sans ordonnance. Pour plus d'information, lisez les recommandations du fabricant et consultez votre pharmacien.

Quels sont les effets secondaires les plus courants ?

- De la somnolence, des étourdissements.
- De l'agitation ou de l'excitation.
- Des nausées.
- Une sécheresse de la bouche, du nez et de la gorge (quand les enfants sont assez âgés, on soulage la bouche sèche en leur donnant des bonbons durs ou de petits morceaux de glace).

Cessez de donner ce médicament à votre enfant et contactez immédiatement son médecin si...

... l'un des effets secondaires mentionnés ci-dessus devient très marqué ;

... votre enfant présente n'importe laquelle des réactions suivantes :

- prise de poids très marquée ;
- faiblesse musculaire ;
- somnolence prolongée ;
- éruptions cutanées ;
- changements de comportement, hallucinations.

Desmopressine

(DDAVP®)

À quoi sert ce médicament ?

- À diminuer la production d'urine (dont l'énurésie nocturne : émission involontaire d'urine au lit).
- À traiter le diabète insipide.
- À contrôler la soif excessive, l'évacuation de l'urine ou la déshydratation.
- À traiter des troubles de coagulation, comme l'hémophilie A et la maladie de Von Willebrand.

Comment dois-je donner ce médicament à mon enfant ?

- Selon la fréquence recommandée par son médecin. Ce médicament doit être administré seulement au patient à qui il a été prescrit.
- Au même moment chaque jour.
- Si votre enfant mouille son lit, administrez la desmopressine au coucher.
- Pour faciliter la prise du médicament, vous pouvez écraser ou couper les comprimés.
- Si vous utilisez de la desmopressine intranasale, instillez le liquide dans le nez de votre enfant, soit avec le vaporisateur nasal, soit en utilisant le tube nasal. Demandez au médecin, à l'infirmière ou au pharmacien de votre enfant de vous fournir des directives spécifiques sur la façon d'administrer ce médicament.
- Suivez les recommandations du médecin concernant les restrictions quant à l'ingestion de liquide.
- Si votre enfant ne réagit pas à ce médicament, contactez son médecin. Ne cessez pas de donner le médicament à votre enfant, à moins que le médecin vous demande de le faire.

Comment dois-je conserver ce médicament ?

- Dans son contenant original.

- Hors de la portée des enfants.
- À la température de la pièce, à l'abri de la lumière et de l'humidité si la desmopressine est en comprimés ou en vaporisateur.
- Au réfrigérateur, si la desmopressine est liquide (*DDAVP, Rhinyle solution nasale®*). Ne la congelez pas.

Que dois-je faire si j'oublie une dose ?

Donnez-la dès que vous y pensez. Cependant, si le temps est presque venu de donner à votre enfant la dose suivante, ne lui donnez pas celle que vous avez oubliée. Ne doublez pas la dose.

Dois-je prendre des précautions particulières ?

- Ne donnez à votre enfant aucun autre médicament (y compris les médicaments en vente libre et les produits naturels) sans avoir consulté au préalable son médecin ou le pharmacien.

Quels sont les effets secondaires les plus courants ?

- De la congestion ou de l'écoulement nasal.
- Un rougissement du visage (des bouffées de chaleur).
- Des maux de tête, des étourdissements.
- Des nausées.

Cessez de donner ce médicament à votre enfant et contactez immédiatement son médecin si...

... l'un des effets secondaires mentionnés ci-dessus devient trop marqué ;

... votre enfant présente n'importe laquelle des réactions suivantes :

- enflure du visage, des lèvres ou de la langue ;
- maux de tête persistants ;
- somnolence, confusion ;
- prise de poids rapide ;
- essoufflement ;
- crises convulsives.

Dextrometorphan DM

À quoi sert ce médicament?

- À soulager la toux liée aux infections des voies respiratoires.

Comment dois-je donner ce médicament à mon enfant?

- Selon la quantité recommandée par son médecin ou son pharmacien, ou celle qui est décrite sur l'emballage. Ne donnez pas ce médicament à votre enfant pendant plus de sept jours, à moins que son médecin vous demande de le faire.
- Ne coupez pas les comprimés ou les gélules à libération prolongée et ne laissez pas votre enfant les croquer.
- Si on vous a dit de donner le dextrometorphan selon un horaire régulier, administrez-le au même moment chaque jour.
- Si le médicament a été prescrit sous forme liquide, agitez bien la bouteille et mesurez la dose exacte à l'aide d'une seringue orale, d'un compte-gouttes ou d'une cuillère à médicaments.
- Pour prévenir les maux d'estomac, vous pouvez administrer le dextrometorphan avec de la nourriture ou du lait.

Comment dois-je conserver ce médicament?

- Dans son contenant original.
- Hors de la portée des enfants.
- À la température ambiante, à l'abri de la lumière et de l'humidité.

Que dois-je faire si j'oublie une dose?

Donnez-la dès que vous y pensez, surtout si l'on vous a dit de donner le dextrometorphan selon un horaire régulier. Cependant, si le temps est presque venu de donner à votre enfant la dose suivante, ne lui donnez pas celle que vous avez oubliée. Ne doublez pas la dose.

Dois-je prendre des précautions particulières ?

- Ne donnez à votre enfant aucun autre médicament (y compris les médicaments en vente libre et les produits naturels) sans avoir consulté au préalable son médecin ou le pharmacien.
- Comme il arrive que ce médicament entraîne de la somnolence, surveillez bien votre enfant lorsqu'il effectue des activités qui demandent de l'attention, comme monter un escalier. Ces effets devraient diminuer au fur et à mesure que votre enfant poursuit le traitement.
- Ce médicament est offert sans ordonnance. Pour plus d'information, lisez les recommandations du fabricant et consultez votre pharmacien.

Quels sont les effets secondaires les plus courants ?

- De la somnolence, de la fatigue.
- Des nausées.

Cessez de donner ce médicament à votre enfant et contactez immédiatement son médecin si...

... l'un des effets secondaires mentionnés ci-dessus devient très marqué ;

... votre enfant présente de la difficulté à respirer ;

... vous pensez avoir donné trop de dextrometorphan à votre enfant.

Diazépam

(Valium®)

À quoi sert ce médicament ?

- À prévenir ou à traiter les crises convulsives.
- À diminuer l'anxiété.
- À soulager les spasmes musculaires.

Comment dois-je donner ce médicament à mon enfant ?

- Selon la quantité recommandée par son médecin. Ce médicament doit être administré seulement au patient à qui il a été prescrit.
- Ne cessez pas de donner le diazépam à votre enfant, à moins que son médecin vous demande de le faire. Il peut être dangereux de cesser soudainement le diazépam qui a été pris de façon prolongée. Il peut être nécessaire de réduire graduellement la dose avant d'arrêter.
- Si on vous a dit de donner ce médicament à votre enfant selon un horaire régulier, administrez-le au même moment chaque jour.
- Si le médicament a été prescrit sous forme liquide, agitez bien la bouteille et mesurez la dose exacte à l'aide d'une seringue orale, d'un compte-gouttes ou d'une cuillère à médicaments.
- Pour faciliter la prise du médicament, vous pouvez couper ou écraser les comprimés de diazépam.
- Pour prévenir les maux d'estomac, vous pouvez administrer le diazépam avec de la nourriture ou du lait.

Comment dois-je conserver ce médicament ?

- Dans son contenant original.
- Hors de la portée des enfants.
- À la température de la pièce, à l'abri de la lumière et de l'humidité s'il est en comprimés.
- Si le médicament a été prescrit sous forme liquide, demandez à votre pharmacien de quelle façon il doit être conservé.

Que dois-je faire si j'oublie une dose ?

Donnez-la dès que vous y pensez. Cependant, si le temps est presque venu de donner à votre enfant la dose suivante, ne lui donnez pas celle que vous avez oubliée. Ne doublez pas la dose. Si vous oubliez deux doses ou plus, contactez son médecin.

Dois-je prendre des précautions particulières ?

- Ne donnez à votre enfant aucun autre médicament (y compris les médicaments en vente libre et les produits naturels) sans avoir consulté au préalable son médecin ou le pharmacien.
- Comme il arrive que ce médicament entraîne de la somnolence, surveillez bien votre enfant lorsqu'il effectue des activités qui demandent de l'attention, comme monter un escalier. Ces effets devraient diminuer au fur et à mesure que votre enfant poursuit le traitement.
- Il serait utile de consigner par écrit tout renseignement concernant les crises convulsives de votre enfant (si le médicament est administré pour cette indication), son comportement et ses résultats scolaires afin de déterminer quelle est la dose optimale dans son cas.
- L'utilisation à long terme du diazépam peut entraîner de la tolérance ou de l'accoutumance. Si votre enfant a besoin d'un traitement de longue durée, discutez de ces questions avec son médecin.

Quels sont les effets secondaires les plus courants ?

- De la somnolence, de la fatigue.
- Des étourdissements, un manque de coordination.

Cessez de donner ce médicament à votre enfant et contactez immédiatement son médecin si…

… l'un des effets secondaires mentionnés ci-dessus devient très marqué ;

… vous pensez avoir donné trop de diazépam à votre enfant ;

… votre enfant présente n'importe laquelle des réactions suivantes :

- changements de comportement (agressivité, irritabilité);
- agitation, cauchemars;
- confusion;
- tremblements;
- difficulté à respirer;
- changement dans le déroulement des crises convulsives (si le médicament est administré pour des convulsions).

Diazépam, gel rectal

(Diastat®)

A quoi sert ce médicament?

- À traiter les crises convulsives.

Comment dois-je donner ce médicament à mon enfant?

- Selon la fréquence et le type de crises; suivez la prescription du médecin. Ce médicament doit être administré seulement au patient à qui il a été prescrit.
- Le Diastat® est un gel de diazépam dans un applicateur conçu pour l'administration par le rectum.
- Suivez les étapes suivantes pour l'administration du gel.
  - Allongez votre enfant sur le côté. Tournez-le sur le côté, vers vous. Ramenez ses genoux vers sa poitrine, pour exposer l'anus.
  - Retirez le médicament de son emballage. Retirez le capuchon de la seringue.
  - Lubrifiez l'embout rectal avec le lubrifiant fourni.
  - Écartez les fesses de l'enfant.
  - Insérez doucement l'embout de l'applicateur dans le rectum.
  - Appuyez lentement sur le piston. Comptez jusqu'à 3 avant de le retirer du rectum.
  - Rapprochez les fesses de l'enfant pour éviter que le médicament s'écoule.
  - Les applicateurs pré-remplis sont à usage unique. Jetez l'applicateur après usage.

Comment dois-je conserver ce médicament?

- Dans son contenant original.
- Hors de la portée des enfants.
- À la température ambiante, à l'abri de la lumière et de l'humidité.

- Le gel de diazépam peut être altéré par des températures très froides ou très chaudes ; ne laissez donc pas l'applicateur dans la voiture, en été ou en hiver.

Dois-je prendre des précautions particulières ?

- Ne donnez à votre enfant aucun autre médicament (y compris les médicaments en vente libre et les produits naturels) sans avoir consulté au préalable son médecin ou le pharmacien.
- Vérifiez régulièrement la date d'expiration. N'utilisez pas un médicament dont la date de péremption est dépassée.

Quels sont les effets secondaires les plus courants ?

- De la somnolence, de la fatigue.
- Des étourdissements, un manque de coordination.

Cessez de donner ce médicament à votre enfant et contactez immédiatement son médecin si…

… l'un des effets secondaires mentionnés ci-dessus devient trop marqué ;

… vous pensez avoir donné trop de diazépam à votre enfant ;

… les crises n'ont pas cessé 15 minutes après l'administration du *Diastat*® ;

… les crises diffèrent des crises antérieures ;

… la fréquence ou la gravité des crises vous inquiète ;

… votre enfant présente de la difficulté à respirer.

Digoxine

(Lanoxin®)

À quoi sert ce médicament?

- À prévenir ou à traiter l'arythmie cardiaque.
- À ralentir la fréquence cardiaque.
- À augmenter la force de contraction du cœur.

Comment dois-je donner ce médicament à mon enfant?

- Selon la fréquence recommandée par son médecin. Ce médicament doit être administré seulement au patient à qui il a été prescrit.
- Au même moment chaque jour.
- Ne cessez pas de donner le médicament à votre enfant à moins que son médecin vous demande de le faire.
- Pour faciliter la prise du médicament, vous pouvez écraser ou couper les comprimés.
- Si le médicament a été prescrit sous forme liquide, mesurez la dose exacte à l'aide d'une seringue orale, d'un compte-gouttes ou d'une cuillère à médicaments.

Comment dois-je conserver ce médicament?

- Dans son contenant original.
- Hors de la portée des enfants.
- À la température ambiante, à l'abri de la lumière et de l'humidité, qu'il soit en comprimés ou en liquide.

Que dois-je faire si j'oublie une dose?

Donnez-la dès que vous y pensez. Cependant, si le temps est presque venu de donner à votre enfant la dose suivante, ne lui donnez pas celle que vous avez oubliée. Ne doublez pas la dose. Si vous oubliez deux doses ou plus, contactez son médecin.

Dois-je prendre des précautions particulières?

- Allez à tous les rendez-vous convenus avec le médecin de votre enfant. Celui-ci devra subir des prises de sang afin de s'assurer que la dose est adéquate et que la digoxine ne lui donne pas d'effets secondaires graves.

- Ne donnez à votre enfant aucun autre médicament (y compris les médicaments en vente libre et les produits naturels) sans avoir consulté au préalable son médecin ou le pharmacien. Ce médicament peut interagir avec beaucoup d'autres médicaments.
- Ne donnez pas à votre enfant d'aliments riches en fibres (son, fèves, légumes crus) ou d'antiacides au cours des deux heures précédant ou suivant sa dose de digoxine. Ces aliments peuvent empêcher l'absorption du médicament dans l'estomac.
- La forme liquide de digoxine contient de l'alcool.

Quels sont les effets secondaires les plus courants?

- De la somnolence, de la fatigue.
- Des maux de tête.
- Des nausées et des vomissements; de la diarrhée.

Cessez de donner ce médicament à votre enfant et contactez immédiatement son médecin si...

... l'un des effets secondaires mentionnés ci-dessus devient très marqué;

... vous pensez avoir donné trop de digoxine à votre enfant;

... votre enfant présente n'importe laquelle des réactions suivantes:

- difficulté à voir, sensibilité à la lumière, apparition de halos de lumière;
- enflure au visage, aux mains, aux pieds ou aux chevilles;
- pulsations cardiaques irrégulières;
- confusion;
- faiblesse musculaire;
- éruptions cutanées.

Dimenhydrinate

(Gravol®)

À quoi sert ce médicament ?

- À prévenir ou traiter les nausées et les vomissements.

Comment dois-je donner ce médicament à mon enfant ?

- Selon la quantité recommandée par son médecin ou son pharmacien, ou celle qui est décrite sur l'emballage. Ce médicament doit être administré seulement au patient à qui il a été prescrit.
- Si le médicament a été prescrit sous forme liquide, mesurez la dose exacte à l'aide d'une seringue orale, d'un compte-gouttes ou d'une cuillère à médicaments.
- Administrez le médicament avec ou sans nourriture.

Comment dois-je conserver ce médicament ?

- Dans son contenant original.
- Hors de la portée des enfants.
- À la température de la pièce, à l'abri de la lumière et de l'humidité, qu'il soit en comprimés ou en liquide.

Que dois-je faire si j'oublie une dose ?

Donnez-la dès que vous y pensez. Cependant, si le temps est presque venu de donner à votre enfant la dose suivante, ne lui donnez pas celle que vous avez oubliée. Ne doublez pas la dose.

Dois-je prendre des précautions particulières ?

- Ne donnez à votre enfant aucun autre médicament (y compris les médicaments en vente libre et les produits naturels) sans avoir consulté au préalable son médecin ou le pharmacien.
- Comme il arrive que ce médicament entraîne de la somnolence, surveillez bien votre enfant lorsqu'il effectue des activités qui demandent de l'attention, comme monter un escalier. Ces effets devraient diminuer au fur et à mesure que votre enfant poursuit le traitement.

- Ce médicament est offert sans ordonnance. Pour plus d'information, lisez les recommandations du fabricant et consultez votre pharmacien.

Quels sont les effets secondaires les plus courants ?

- De la somnolence.
- Une sécheresse de la bouche.

Cessez de donner ce médicament à votre enfant et contactez immédiatement son médecin si…

… l'un des effets secondaires mentionnés ci-dessus devient très marqué ;

… vous pensez avoir donné trop de dimenhydrinate à votre enfant ;

… votre enfant présente n'importe laquelle des réactions suivantes :

- difficulté à respirer ;
- pulsations cardiaques irrégulières.

Docusate

(Colace®)

À quoi sert ce médicament ?

- À prévenir ou à soulager la constipation.

Comment dois-je donner ce médicament à mon enfant ?

- Selon la quantité recommandée par son médecin ou son pharmacien. Ce médicament doit être administré seulement au patient à qui il a été prescrit.
- Le docusate entraîne habituellement une évacuation des selles après quelques jours (entre un et trois). Si le médicament n'a pas causé de défécation après ce temps, contactez le médecin de votre enfant.
- Faites boire beaucoup de liquide à votre enfant lors de l'utilisation de ce médicament.

Comment dois-je conserver ce médicament ?

- Dans son contenant original.
- Hors de la portée des enfants.
- À la température ambiante, à l'abri de la lumière et de l'humidité, qu'il soit en capsules ou en liquide.

Que dois-je faire si j'oublie une dose ?

Donnez-la dès que vous y pensez. Cependant, si le temps est presque venu de donner à votre enfant la dose suivante, ne lui donnez pas celle que vous avez oubliée. Ne doublez pas la dose.

Dois-je prendre des précautions particulières ?

- Ne donnez à votre enfant aucun autre médicament (y compris les médicaments en vente libre et les produits naturels) sans avoir consulté au préalable son médecin ou le pharmacien.
- Ce médicament est offert sans ordonnance. Pour plus d'information, lisez les recommandations du fabricant et consultez votre pharmacien.

Quels sont les effets secondaires les plus courants ?

- Des crampes à l'estomac et des nausées légères.
- De la diarrhée.

Cessez de donner ce médicament à votre enfant et contactez immédiatement son médecin si...

... l'un des effets secondaires mentionnés ci-dessus devient très marqué.

Dompéridone

(Motilium®)

À quoi sert ce médicament ?

- À traiter le reflux gastro-œsophagien.
- À prévenir ou à traiter les nausées et les vomissements.

Comment dois-je donner ce médicament à mon enfant ?

- Selon la quantité recommandée par son médecin. Ce médicament doit être administré seulement au patient à qui il a été prescrit.
- Au même moment chaque jour.
- Si le médicament a été prescrit sous forme liquide, agitez bien la bouteille et mesurez la dose exacte à l'aide d'une seringue orale, d'un compte-gouttes ou d'une cuillère à médicaments.
- Pour faciliter la prise du médicament, vous pouvez couper ou écraser les comprimés de dompéridone.
- Pour le traitement du reflux gastro-œsophagien, le dompéridone doit être administré de 15 à 30 minutes avant les repas et au coucher.

Comment dois-je conserver ce médicament ?

- Dans son contenant original.
- Hors de la portée des enfants.
- À la température ambiante, à l'abri de la lumière et de l'humidité, s'il est en comprimés.
- Si le médicament a été prescrit sous forme liquide, demandez à votre pharmacien de quelle façon il doit être conservé.

Que dois-je faire si j'oublie une dose ?

Donnez-la dès que vous y pensez. Cependant, si le temps est presque venu de donner à votre enfant la dose suivante, ne lui donnez pas celle que vous avez oubliée. Ne doublez pas la dose.

Dois-je prendre des précautions particulières ?

- Ne donnez à votre enfant aucun autre médicament (y compris les médicaments en vente libre et les produits naturels) sans avoir consulté au préalable son médecin ou le pharmacien.

Quels sont les effets secondaires les plus courants ?

- Des étourdissements.
- De la somnolence, de la fatigue.
- De la constipation ou de la diarrhée.

Cessez de donner ce médicament à votre enfant et contactez immédiatement son médecin si...

... l'un des effets secondaires mentionnés ci-dessus devient très marqué ;

... vous pensez avoir donné trop de dompéridone à votre enfant.

Doxycycline

(Doxycin®)

À quoi sert ce médicament?

- À traiter certaines infections bactériennes ou parasitaires.
- À traiter l'acné.
- La doxycycline est un antibiotique de la famille des tétracyclines.

Comment dois-je donner ce médicament à mon enfant?

- Selon la fréquence recommandée par son médecin. Ce médicament doit être administré seulement au patient à qui il a été prescrit.
- Au complet. Ne cessez pas d'administrer le médicament à votre enfant parce qu'il se sent mieux; l'infection pourrait recommencer.
- À jeun, une heure avant les repas ou deux heures après. Si votre enfant éprouve des maux d'estomac avec ce médicament, vous pouvez lui donner avec de la nourriture, mais pas avec du lait ou des produits laitiers.
- Ne donnez pas la doxycycline dans les deux heures qui suivent l'administration de vitamines ou de suppléments contenant du fer ou du calcium. Ne donnez pas à votre enfant d'antiacides contenant du magnésium, de l'aluminium ou du calcium (*Maalox* MD ou *Emphogel* MD, par exemple) dans l'heure précédant sa dose de doxycycline ou dans les deux heures suivant sa dose.
- Lors de l'utilisation de ce médicament, faites boire beaucoup de liquide à votre enfant.

Comment dois-je conserver ce médicament?

- Dans son contenant original.
- Hors de la portée des enfants.
- À la température ambiante, à l'abri de la lumière et de l'humidité, s'il est en gélules.
- Vérifiez la date de péremption du médicament et ne l'utilisez pas après cette date. Ne gardez pas le médicament restant dans le but de l'utiliser pour une autre infection.

Que dois-je faire si j'oublie une dose ?

Donnez-la dès que vous y pensez. Cependant, si le temps est presque venu de donner à votre enfant la dose suivante, ne lui donnez pas celle que vous avez oubliée. Ne doublez pas la dose.

Dois-je prendre des précautions particulières ?

- Ne donnez pas ce médicament à votre enfant s'il est allergique aux tétracyclines.
- Consultez le médecin ou le pharmacien avant de donner ce médicament à votre enfant s'il a une sensibilité aux sulfites.
- Ne donnez à votre enfant aucun autre médicament (y compris les médicaments en vente libre et les produits naturels) sans avoir consulté au préalable son médecin ou le pharmacien.
- La doxycycline peut rendre la peau de votre enfant plus sensible au soleil. Habillez votre enfant avec des vêtements protecteurs et appliquez-lui une lotion dotée d'un écran solaire dont le facteur de protection (FPS) est d'au moins 30.

Quels sont les effets secondaires les plus courants ?

- Des nausées, de la diarrhée ou quelques vomissements.
- Un léger rash après une exposition au soleil.
- Une décoloration permanente des dents et des ongles chez les plus de 8 ans.

Cessez de donner ce médicament à votre enfant et contactez immédiatement son médecin si...

... l'un des effets secondaires mentionnés ci-dessus devient très marqué ;

... votre enfant présente n'importe laquelle des réactions suivantes :

- éruptions cutanées, démangeaisons, urticaire ;
- difficulté à respirer ;
- enflure aux mains, aux pieds ou au visage.

Énalapril

(Vasotec®)

À quoi sert ce médicament?

- À réduire la pression sanguine.
- À traiter l'insuffisance cardiaque.

Comment dois-je donner ce médicament à mon enfant?

- Selon la quantité recommandée par son médecin. Ce médicament doit être administré seulement au patient à qui il a été prescrit.
- Ne cessez pas de donner l'énalapril à votre enfant, à moins que son médecin vous demande de le faire.
- Au même moment chaque jour.
- Pour faciliter la prise du médicament, vous pouvez écraser ou couper les comprimés.
- Si le médicament a été prescrit sous forme liquide, agitez bien la bouteille et mesurez la dose exacte à l'aide d'une seringue orale, d'un compte-gouttes ou d'une cuillère à médicaments.
- Pour prévenir les maux d'estomac, vous pouvez administrer l'énalapril avec de la nourriture ou du lait.

Comment dois-je conserver ce médicament?

- Dans son contenant original.
- Hors de la portée des enfants.
- À la température ambiante, à l'abri de la lumière et de l'humidité, s'il est en comprimés.
- Si le médicament a été prescrit sous forme liquide, demandez à votre pharmacien de quelle façon il doit être conservé.

Que dois-je faire si j'oublie une dose?

Donnez-la dès que vous y pensez. Cependant, si le temps est presque venu de donner à votre enfant la dose suivante, ne lui donnez pas celle que vous avez oubliée. Ne doublez pas la dose.

Dois-je prendre des précautions particulières ?

Ne donnez à votre enfant aucun autre médicament (y compris les médicaments en vente libre et les produits naturels) sans avoir consulté au préalable son médecin ou le pharmacien.

Quels sont les effets secondaires les plus courants ?

- Des étourdissements, une sensation de tête légère (demandez à votre enfant qu'il se relève doucement après s'être étendu), des maux de tête.
- De la toux.
- Des nausées, de la diarrhée.

Cessez de donner ce médicament à votre enfant et contactez immédiatement son médecin si...

... l'un des effets secondaires mentionnés ci-dessus devient très marqué ;

... votre enfant présente n'importe laquelle des réactions suivantes :

- éruptions cutanées ;
- toux persistante ;
- mal de gorge ;
- fièvre ;
- fréquence cardiaque élevée ;
- enflure aux jambes, aux chevilles ou aux pieds ;
- enflure au visage, aux lèvres ou à la langue ;
- difficulté à respirer ou à avaler.

Énoxaparine

(Lovenox®)

À quoi sert ce médicament?

- À prévenir ou à traiter la formation de caillots sanguins.

Comment dois-je donner ce médicament à mon enfant?

- Selon la fréquence recommandée par son médecin. Ce médicament doit être administré seulement au patient à qui il a été prescrit.
- Suivez les directives fournies par le médecin, l'infirmière ou le pharmacien de votre enfant sur la façon de lui administrer l'énoxaparine. Lavez-vous toujours les mains et nettoyez le site d'injection avant de préparer la dose. Utilisez chaque fois une nouvelle seringue jetable. N'agitez pas la bouteille. Transférez le médicament dans la seringue et injectez-le sous la peau, comme on vous l'a appris. Conservez l'aiguille et la seringue dans un contenant résistant aux aiguilles.
- Faites la rotation des sites d'injection, comme on vous l'a dit.

Comment dois-je conserver ce médicament?

- Dans son contenant original.
- Hors de la portée des enfants.
- À la température ambiante, à l'abri de la lumière et de l'humidité. Une fois ouverte, la fiole est stable pendant sept jours à la température ambiante.

Que dois-je faire si j'oublie une dose?

Donnez-la dès que vous y pensez. Cependant, si le temps est presque venu de donner à votre enfant la dose suivante, ne lui donnez pas celle que vous avez oubliée. Ne doublez pas la dose. Contactez le médecin de votre enfant pour avoir des directives plus précises.

Dois-je prendre des précautions particulières ?

- Allez à tous les rendez-vous convenus avec le médecin de votre enfant. Votre enfant devra subir des prises de sang afin de s'assurer que l'énoxaparine ne lui donne pas d'effets secondaires graves et que la dose est adéquate.
- Ne donnez à votre enfant aucun autre médicament (y compris les médicaments en vente libre et les produits naturels) sans avoir au préalable consulté son médecin ou le pharmacien.

Quels sont les effets secondaires les plus courants ?

- De la douleur ou une rougeur au site d'injection.

Cessez de donner ce médicament à votre enfant et contactez immédiatement son médecin si...

... votre enfant présente n'importe laquelle des réactions suivantes :

- ecchymoses (bleus) ou saignements inhabituels ;
- saignement prolongé après une coupure.

Épinéphrine

(Épipen®, Épipen Jr®)

À quoi sert ce médicament ?

- À traiter en urgence une réaction allergique ou une crise d'asthme qui pourrait être fatale.

Comment dois-je donner ce médicament à mon enfant ?

- IL EST TRÈS IMPORTANT DE SAVOIR COMMENT ADMINISTRER CE MÉDICAMENT. Toutes les personnes qui sont en contact étroit avec votre enfant (enseignant, éducatrice, gardienne, grands-parents, etc.) devraient savoir administrer ce médicament en cas d'urgence.
- VOTRE ENFANT DOIT TOUJOURS AVOIR CE MÉDICAMENT EN SA POSSESSION. Votre enfant peut être en contact n'importe quand et n'importe où avec des substances provoquant des allergies. Ce médicament peut lui sauver la vie. Il doit donc être facile d'accès.

  1) Retirez le capuchon gris de l'auto-injecteur pour activer le dispositif.

  2) Injectez fermement dans la cuisse et tenir en place plusieurs secondes.
- Le site d'injection n'a pas à être précis sur la cuisse. Il NE FAUT PAS injecter le médicament dans une veine ou dans les fesses. De préférence, il faut retirer les vêtements, mais si ce n'est pas possible, vous pouvez l'injecter à travers les vêtements.
- L'auto-injecteur libère une SEULE DOSE. Il est possible qu'une seule dose soit insuffisante et qu'il soit nécessaire de procéder à une deuxième injection avec un deuxième auto-injecteur. Il est normal qu'après l'injection il reste du liquide dans l'injecteur.

Comment dois-je conserver ce médicament ?

- Conservez l'auto-injecteur dans le tube fourni, car l'épinéphrine est sensible à la lumière.

- Hors de la portée des enfants.
- À la température de la pièce. Ne pas réfrigérer, car cela pourrait endommager le mécanisme.
- Vérifiez la date de péremption du médicament et ne l'utilisez pas après cette date.

Dois-je prendre des précautions particulières?

- Vérifiez régulièrement la solution à l'intérieur de l'injecteur pour vous assurer qu'elle n'est pas de couleur brune. Ne l'utilisez pas si la solution est colorée ou si elle contient des flocons.
- Il faut éviter soigneusement une injection accidentelle de ce produit dans la main ou le pied, car il en résulterait une perte de la circulation sanguine dans ces membres. Si cela survenait, présentez-vous à la plus proche clinique d'urgence afin d'obtenir un traitement.

Quels sont les effets secondaires les plus courants?

- Des palpitations.
- De la pâleur, des étourdissements, de la faiblesse.
- Des tremblements.
- Des maux de tête.

Contactez immédiatement son médecin si...

... l'un des effets secondaires ci-dessus devient très marqué.

Contactez immédiatement les services d'urgence en cas de crise allergique ou de crise d'asthme.

Érythromycine

(Erybid™, Eryc^{MC}, EES®)

À quoi sert ce médicament ?

- À traiter certaines infections bactériennes.
- À augmenter la motilité du tube digestif.
- L'érythromycine est un antibiotique de la famille des macrolides.

Comment dois-je donner ce médicament à mon enfant ?

- Selon la fréquence recommandée par son médecin. Ce médicament doit être administré seulement au patient à qui il a été prescrit.
- Au complet. Ne cessez pas d'administrer le médicament à votre enfant parce qu'il se sent mieux ; l'infection pourrait recommencer si le médicament a été prescrit pour cette affection.
- Si le médicament a été prescrit sous forme liquide, agitez bien la bouteille et mesurez la dose exacte à l'aide d'une seringue orale, d'un compte-gouttes ou d'une cuillère à médicaments.
- Si votre enfant reçoit des comprimés à croquer, assurez-vous qu'il ne les avale pas tout entiers.
- Si votre enfant reçoit des comprimés avec un enrobage entérique, ne le laissez pas croquer ou mâcher les comprimés. Ne les écrasez pas.
- La plupart des préparations d'érythromycine doivent être administrées à jeun, une heure avant les repas ou deux heures après. Si votre enfant éprouve des maux d'estomac avec ce médicament, donnez-le avec des biscuits ou une collation. Certaines préparations d'érythromycine peuvent être prises avec de la nourriture. Consultez le médecin ou le pharmacien de votre enfant pour de plus amples directives.

Comment dois-je conserver ce médicament?

- Dans son contenant original.
- Hors de la portée des enfants.
- À la température ambiante, à l'abri de la lumière et de l'humidité, s'il est en gélules ou en comprimés.
- Au réfrigérateur, si l'érythromycine est liquide. Ne la congelez pas.
- Vérifiez la date de péremption du médicament et ne l'utilisez pas après cette date. Ne gardez pas le médicament restant dans le but de l'utiliser pour une autre infection (s'il a été prescrit pour cette indication).

Que dois-je faire si j'oublie une dose?

Donnez-la dès que vous y pensez. Cependant, si le temps est presque venu de donner à votre enfant la dose suivante, ne lui donnez pas celle que vous avez oubliée. Ne doublez pas la dose.

Dois-je prendre des précautions particulières?

- Ne donnez pas ce médicament à votre enfant s'il est allergique à l'azithromycine (*Zithromax*MC) ou à la clarithromycine (*Biaxin*®).
- Ne donnez à votre enfant aucun autre médicament (y compris les médicaments en vente libre et les produits naturels) sans avoir consulté au préalable son médecin ou le pharmacien. L'érythromycine peut interagir avec beaucoup d'autres médicaments.
- Assurez-vous que le médecin et le pharmacien de votre enfant connaissent tous les autres médicaments que prend votre enfant. L'érythromycine peut entraîner des effets secondaires graves si elle est administrée en même temps que d'autres médicaments, comme l'astémizole, la carbamazépine, le cisapride, la terfénadine ou la théophylline.
- On recommande aux gens qui prennent de l'érythromycine d'éviter les aliments dérivés du pamplemousse (fruit, jus, cocktails d'agrumes qui en contiennent, etc.) parce que cela peut augmenter l'effet de l'érythromycine et ses effets secondaires.

Quels sont les effets secondaires les plus courants ?

- Des nausées et des vomissements.
- Des crampes à l'estomac.
- Une diarrhée légère.

Cessez de donner ce médicament à votre enfant et contactez immédiatement son médecin si...

... l'un des effets secondaires mentionnés ci-dessus devient très marqué ;

... vous pensez avoir donné trop d'érythromycine à votre enfant ;

... votre enfant présente n'importe laquelle des réactions suivantes :

- éruptions cutanées, démangeaisons, urticaire ;
- difficulté à respirer ;
- enflure aux mains, aux pieds ou au visage ;
- coloration jaunâtre des yeux ou de la peau ;
- urines foncées.

Fer

(Fer-In-Sol®)

À quoi sert ce médicament ?

- À prévenir ou à traiter une anémie.

Comment dois-je donner ce médicament à mon enfant ?

- Selon la quantité recommandée par son médecin. Ce médicament doit être administré seulement au patient à qui il a été prescrit.
- Ne cessez pas de donner ce médicament à votre enfant, à moins que son médecin vous demande de le faire.
- Si le médicament a été prescrit sous forme liquide, mesurez la dose exacte à l'aide d'une seringue orale, d'un compte-gouttes ou d'une cuillère à médicaments.
- Il est préférable de donner le fer à jeun, une heure avant les repas ou deux heures après. Cependant, si votre enfant éprouve des maux d'estomac, donnez-le avec de la nourriture.
- La solution orale peut tacher les dents. Afin d'éviter que cela se produise, mélangez le médicament dans de l'eau ou du jus et faites boire avec une paille. Si des taches se forment, brossez les dents de votre enfant avec du bicarbonate de soude.
- Ne donnez pas à votre enfant de produits laitiers ou d'antiacides contenant du magnésium, de l'aluminium ou du calcium (*Maalox*MD ou *Emphogel*MD, par exemple) dans l'heure précédant sa dose de fer ou dans les deux heures suivant sa dose.

Comment dois-je conserver ce médicament ?

- Dans son contenant original.
- Hors de la portée des enfants.
- À la température ambiante, à l'abri de la lumière et de l'humidité, qu'il soit en comprimés ou en liquide.

Que dois-je faire si j'oublie une dose ?

Donnez-la dès que vous y pensez. Cependant, si le temps est presque venu de donner à votre enfant la dose suivante, ne lui donnez pas celle que vous avez oubliée. Ne doublez pas la dose.

Dois-je prendre des précautions particulières ?

Ne donnez à votre enfant aucun autre médicament (y compris les médicaments en vente libre et les produits naturels) sans avoir consulté au préalable son médecin ou le pharmacien.

Quels sont les effets secondaires les plus courants ?

- De la constipation, des crampes abdominales.
- Des nausées.
- Des selles noires.

Cessez de donner ce médicament à votre enfant et contactez immédiatement son médecin si...

... l'un des effets secondaires mentionnés ci-dessus devient très marqué ;

... vous pensez que votre enfant a pris trop de fer ;

... votre enfant présente n'importe laquelle des réactions suivantes :

- sang dans les selles ;
- lèvres et extrémités bleuies ;
- pâleur ;
- douleurs thoraciques ;
- palpitations ou élévation de la fréquence cardiaque.

Fluconazole

(Diflucan MC)

À quoi sert ce médicament?

- À traiter ou à prévenir certaines infections à champignons.
- Le fluconazole est un antifongique.

Comment dois-je donner ce médicament à mon enfant?

- Selon la fréquence recommandée par son médecin. Ce médicament doit être administré seulement au patient à qui il a été prescrit.
- Au complet. Ne cessez pas d'administrer le médicament à votre enfant parce qu'il se sent mieux; l'infection pourrait recommencer.
- Ne cessez pas de donner le médicament à votre enfant, à moins que son médecin vous demande de le faire.
- Si le médicament a été prescrit sous forme liquide, agitez bien la bouteille et mesurez la dose exacte à l'aide d'une seringue orale, d'un compte-gouttes ou d'une cuillère à médicaments.
- Pour faciliter la prise du médicament, vous pouvez écraser ou couper les comprimés.
- Pour prévenir les maux d'estomac, vous pouvez administrer le fluconazole avec de la nourriture ou du lait.

Comment dois-je conserver ce médicament?

- Dans son contenant original.
- Hors de la portée des enfants.
- À la température ambiante, à l'abri de la lumière et de l'humidité, s'il est en comprimés ou en gélules.
- Si le médicament a été prescrit **sous forme liquide**, il peut être conservé au réfrigérateur ou à la température ambiante. Ne le congelez pas.
- Vérifiez la date de péremption du médicament et ne l'utilisez pas après cette date. Ne gardez pas le médicament restant dans le but de l'utiliser pour une autre infection.

Que dois-je faire si j'oublie une dose ?

Donnez-la dès que vous y pensez. Cependant, si le temps est presque venu de donner à votre enfant la dose suivante, ne lui donnez pas celle que vous avez oubliée. Ne doublez pas la dose.

Dois-je prendre des précautions particulières ?

- Ne donnez à votre enfant aucun autre médicament (y compris les médicaments en vente libre et les produits naturels) sans avoir consulté au préalable son médecin ou le pharmacien. Ce médicament peut interagir avec beaucoup d'autres médicaments.
- Assurez-vous que le médecin et le pharmacien de votre enfant connaissent tous les autres médicaments que prend votre enfant. Le fluconazole peut entraîner des effets secondaires mettant la vie du patient en danger s'il est administré en même temps que d'autres médicaments, comme l'astémizole, le cisapride et la terfénadine.

Quels sont les effets secondaires les plus courants ?

- Des nausées, une perte d'appétit ou un goût altéré.
- De la diarrhée.
- Des maux de tête.
- Des étourdissements.

Cessez de donner ce médicament à votre enfant et contactez immédiatement son médecin si...

... l'un des effets secondaires mentionnés ci-dessus devient très marqué ;

... votre enfant présente n'importe laquelle des réactions suivantes :

- éruptions cutanées ;
- urticaire ;
- difficulté à respirer, enflure au visage ou à la gorge ;
- coloration jaunâtre des yeux ou de la peau ;
- urines foncées.

Fluorure

(Fluor-A-Day®, Fluotic®)

À quoi sert ce médicament ?

- À favoriser le développement de dents solides et en santé.
- À prévenir les caries.

Comment dois-je donner ce médicament à mon enfant ?

- Selon la quantité recommandée par son médecin. Ce médicament doit être administré seulement au patient à qui il a été prescrit.
- Pour faciliter la prise du médicament, vous pouvez écraser ou couper les comprimés.
- Si le médicament a été prescrit sous forme liquide, mesurez la dose exacte à l'aide d'une seringue orale, d'un compte-gouttes ou d'une cuillère à médicaments. La dose peut être mélangée à une petite quantité d'eau ou de jus.
- Pour prévenir les maux d'estomac, vous pouvez administrer ce médicament avec de la nourriture. Ne pas administrer avec du lait.
- Ne donnez pas à votre enfant d'antiacides contenant du magnésium, de l'aluminium ou du calcium (*Maalox*MD ou *Emphogel*MD, par exemple) dans l'heure précédant sa dose de fluorure ou dans les deux heures suivant sa dose.

Comment dois-je conserver ce médicament ?

- Dans son contenant original.
- Hors de la portée des enfants.
- À la température ambiante, à l'abri de la lumière et de l'humidité, qu'il soit en comprimés ou en liquide.

Que dois-je faire si j'oublie une dose ?

Donnez-la dès que vous y pensez. Cependant, si le temps est presque venu de donner à votre enfant la dose suivante, ne lui donnez pas celle que vous avez oubliée. Ne doublez pas la dose.

Dois-je prendre des précautions particulières ?

Ne donnez à votre enfant aucun autre médicament (y compris les médicaments en vente libre et les produits naturels) sans avoir consulté au préalable son médecin ou le pharmacien.

Quels sont les effets secondaires les plus courants ?

- Des maux d'estomac.
- Une salivation abondante.
- Des taches sur les dents.

Cessez de donner ce médicament à votre enfant et contactez immédiatement son médecin si...

... l'un des effets secondaires mentionnés ci-dessus devient très marqué ;

... votre enfant présente n'importe laquelle des réactions suivantes :

- éruptions cutanées ;
- vomissements ou diarrhée ;
- douleurs osseuses.

Furosémide

(Lasix®)

À quoi sert ce médicament ?

- À éliminer l'excès de liquide du corps.
- À réduire la pression sanguine.
- Le furosémide est un diuritique.

Comment dois-je donner ce médicament à mon enfant ?

- Selon la fréquence recommandée par son médecin. Ce médicament doit être administré seulement au patient à qui il a été prescrit.
- Au même moment chaque jour.
- Ne cessez pas de donner le médicament à votre enfant, à moins que son médecin vous demande de le faire.
- Pour faciliter la prise du médicament, vous pouvez écraser ou couper les comprimés.
- Si le médicament a été prescrit sous forme liquide, mesurez la dose exacte à l'aide d'une seringue orale, d'un compte-gouttes ou d'une cuillère à médicaments.
- Pour prévenir les maux d'estomac, le furosémide peut être administré avec de la nourriture ou du lait.

Comment dois-je conserver ce médicament ?

- Dans son contenant original.
- Hors de la portée des enfants.
- À la température ambiante, à l'abri de la lumière et de l'humidité, qu'il soit en comprimés ou en liquide.

Que dois-je faire si j'oublie une dose ?

Donnez-la dès que vous y pensez. Cependant, si le temps est presque venu de donner à votre enfant la dose suivante, ne lui donnez pas celle que vous avez oubliée. Ne doublez pas la dose.

Dois-je prendre des précautions particulières ?

- Il faut être prudent lorsqu'on administre ce médicament aux enfants qui sont allergiques aux sulfamides.
- Ne donnez à votre enfant aucun autre médicament (y compris les médicaments en vente libre et les produits naturels) sans avoir consulté au préalable son médecin ou le pharmacien.
- Suivez les recommandations du médecin ou du pharmacien concernant l'utilisation de suppléments de potassium ou la planification d'un régime riche en potassium (incluant des aliments comme des bananes, des légumes verts à feuilles et du jus d'orange).
- Le furosémide peut rendre la peau de votre enfant plus sensible au soleil. Habillez votre enfant avec des vêtements protecteurs et appliquez-lui une lotion dotée d'un écran solaire dont le facteur de protection (FPS) est d'au moins 30.

Quels sont les effets secondaires les plus courants ?

- Une évacuation d'urine fréquente.
- Des crampes musculaires légères, de la faiblesse.
- Des étourdissements (demandez à votre enfant qu'il se relève doucement après s'être étendu).

Cessez de donner ce médicament à votre enfant et contactez immédiatement son médecin si…

… l'un des effets secondaires mentionnés ci-dessus devient très marqué ;

… votre enfant présente n'importe laquelle des réactions suivantes :

- confusion, maux de tête ;
- nausées, vomissements ;
- baisse de fréquence dans l'évacuation d'urine ;
- perte de poids rapide et excessive ;
- éruptions cutanées ;
- ecchymoses (bleus) ou saignements inhabituels ;
- tintements d'oreilles ;
- coloration jaunâtre de la peau ou du blanc des yeux.

Gabapentine

(Neurontin MC)

À quoi sert ce médicament ?

- À prévenir les crises convulsives.
- À soulager certains types de douleurs chroniques.

Comment dois-je donner ce médicament à mon enfant ?

- Selon la quantité recommandée par son médecin. Ce médicament doit être administré seulement au patient à qui il a été prescrit.
- Au même moment chaque jour.
- Ne cessez pas de donner la gabapentine à votre enfant, à moins que son médecin vous demande de le faire. Il peut être nécessaire de réduire graduellement la dose avant d'arrêter.
- Si le médicament a été prescrit sous forme liquide, agitez bien la bouteille et mesurez la dose exacte à l'aide d'une seringue orale, d'un compte-gouttes ou d'une cuillère à médicaments.
- Pour prévenir les maux d'estomac, vous pouvez administrer la gabapentine avec de la nourriture ou du lait.
- Ne donnez pas à votre enfant d'antiacides contenant du magnésium, de l'aluminium ou du calcium (*Maalox* MD ou *Emphogel* MD, par exemple) dans l'heure précédant sa dose de gabapentine ou dans les deux heures suivant sa dose.

Comment dois-je conserver ce médicament ?

- Dans son contenant original.
- Hors de la portée des enfants.
- À la température ambiante, à l'abri de la lumière et de l'humidité, s'il est en comprimés.
- Si le médicament a été prescrit sous forme liquide, demandez à votre pharmacien de quelle façon il doit être conservé.

Que dois-je faire si j'oublie une dose ?

Donnez-la dès que vous y pensez. Cependant, si le temps est presque venu de donner à votre enfant la dose suivante, ne lui donnez pas celle que vous avez oubliée. Ne doublez pas la dose. Si vous oubliez deux doses ou plus, contactez son médecin.

Dois-je prendre des précautions particulières ?

- Allez à tous les rendez-vous convenus avec le médecin. Votre enfant devra probablement subir des prises de sang pour vérifier l'efficacité du médicament et s'assurer que la gabapentine ne lui donne pas d'effets secondaires graves.
- Ne donnez à votre enfant aucun autre médicament (y compris les médicaments en vente libre et les produits naturels) sans avoir consulté au préalable son médecin ou le pharmacien.
- Comme il arrive que ce médicament entraîne de la somnolence, surveillez bien votre enfant lorsqu'il effectue des activités qui demandent de l'attention, comme monter un escalier. Ces effets devraient diminuer au fur et à mesure que votre enfant poursuit le traitement.
- Il serait utile de consigner par écrit tout renseignement concernant les crises convulsives de votre enfant (si le médicament est administré pour cette indication), son comportement et ses résultats scolaires afin de déterminer quelle est la dose optimale dans son cas.

Quels sont les effets secondaires les plus courants ?

- Des étourdissements, de la somnolence, des maux de tête.
- Des maux d'estomac.

Cessez de donner ce médicament à votre enfant et contactez immédiatement son médecin si...

... l'un des effets secondaires mentionnés ci-dessus devient très marqué ;

... vous pensez avoir donné trop de gabapentine à votre enfant ;

… votre enfant présente n'importe laquelle des réactions suivantes :

- difficulté à voir ;
- tremblements ;
- accélération des battements cardiaques ;
- éruptions cutanées, démangeaisons ;
- difficulté à respirer ;
- changement dans le déroulement des crises convulsives (lorsque le médicament est administré pour des convulsions).

Huile minérale en gelée

(Lansoÿl®)

À quoi sert ce médicament ?

- À prévenir ou à soulager la constipation.

Comment dois-je donner ce médicament à mon enfant ?

- Selon la quantité et la fréquence recommandées par son médecin. Ce médicament doit être administré seulement au patient à qui il a été prescrit.
- Cessez d'administrer ce médicament à votre enfant si ses selles sont trop molles.
- L'huile minérale en gelée peut être tartinée sur des rôties afin d'en faciliter la prise.
- L'huile minérale entraîne généralement une évacuation des selles en moins d'une journée. Si le médicament n'a pas causé de défécation après ce temps, contactez le médecin de votre enfant.
- Lors de l'utilisation de ce médicament, faites boire beaucoup de liquide à votre enfant.

Comment dois-je conserver ce médicament ?

- Dans son contenant original.
- Hors de la portée des enfants.
- À la température ambiante, à l'abri de la lumière et de l'humidité.

Que dois-je faire si j'oublie une dose ?

Donnez-la dès que vous y pensez. Cependant, si le temps est presque venu de donner à votre enfant la dose suivante, ne lui donnez pas celle que vous avez oubliée. Ne doublez pas la dose.

Dois-je prendre des précautions particulières ?

- Ne donnez à votre enfant aucun autre médicament (y compris les médicaments en vente libre et les produits naturels) sans avoir consulté au préalable son médecin ou le pharmacien.

- Si le médecin de votre enfant lui a prescrit de l'huile minérale et du *Colace®*, attendez au moins deux heures entre l'administration des deux médicaments.
- Ce médicament est offert sans ordonnance. Pour plus d'information, lisez les recommandations du fabricant et consultez votre pharmacien.
- L'huile minérale n'est pas recommandée pour les enfants de moins de 12 mois parce qu'elle peut empêcher l'absorption de certaines vitamines.
- Il est préférable de ne pas administrer l'huile minérale immédiatement avant le coucher.

Quels sont les effets secondaires les plus courants ?

- Des nausées.
- De la diarrhée.
- Des crampes à l'estomac.

Cessez de donner ce médicament à votre enfant et contactez immédiatement son médecin si...

... l'un des effets secondaires mentionnés ci-dessus devient très marqué.

Hydrochlorothiazide

(HydroDiuril®)

À quoi sert ce médicament?

- À éliminer l'excès de liquide du corps.
- À réduire la pression sanguine.
- L'hydrochlorothiazide est un diurétique.

Comment dois-je donner ce médicament à mon enfant?

- Selon la fréquence recommandée par son médecin. Ce médicament doit être administré seulement au patient à qui il a été prescrit.
- Au même moment chaque jour.
- Pour faciliter la prise du médicament, vous pouvez écraser ou couper les comprimés.
- Ne cessez pas de donner le médicament à votre enfant, à moins que son médecin vous demande de le faire.
- Si le médicament a été prescrit sous forme liquide, mesurez la dose exacte à l'aide d'une seringue orale, d'un compte-gouttes ou d'une cuillère à médicaments.
- Pour prévenir les maux d'estomac, vous pouvez administrer l'hydrochlorothiazide avec de la nourriture ou du lait.

Comment dois-je conserver ce médicament?

- Dans son contenant original.
- Hors de la portée des enfants.
- À la température ambiante, à l'abri de la lumière et de l'humidité, s'il est en comprimés.
- Si le médicament a été prescrit sous forme liquide, demandez à votre pharmacien de quelle façon il doit être conservé.

Que dois-je faire si j'oublie une dose?

Donnez-la dès que vous y pensez. Cependant, si le temps est presque venu de donner à votre enfant la dose suivante, ne lui donnez pas celle que vous avez oubliée. Ne doublez pas la dose.

Dois-je prendre des précautions particulières ?

- Soyez prudents en administrant ce médicament aux enfants qui sont allergiques aux sulfamides.
- Ne donnez à votre enfant aucun autre médicament (y compris les médicaments en vente libre et les produits naturels) sans avoir consulté au préalable son médecin ou le pharmacien.
- Suivez les recommandations du médecin ou du pharmacien de votre enfant concernant l'utilisation de suppléments de potassium ou la planification d'un régime riche en potassium (incluant des aliments comme des bananes, des légumes verts à feuilles et du jus d'orange).
- L'hydrochlorothiazide peut rendre la peau de votre enfant plus sensible au soleil. Habillez votre enfant avec des vêtements protecteurs et appliquez-lui une lotion dotée d'un écran solaire dont le facteur de protection (FPS) est d'au moins 15.

Quels sont les effets secondaires les plus courants ?

- Une évacuation d'urine fréquente.
- Des crampes musculaires légères, de la faiblesse.
- Des étourdissements (dites à votre enfant de se relever doucement après s'être étendu).

Cessez de donner ce médicament à votre enfant et contactez immédiatement son médecin si...

... l'un des effets secondaires mentionnés ci-dessus devient très marqué ;

... votre enfant présente n'importe laquelle des réactions suivantes :

- baisse de fréquence dans l'évacuation d'urine ;
- éruptions cutanées ;
- ecchymoses (bleus) ou saignements inhabituels ;
- vomissements ou grosse diarrhée ;
- coloration jaunâtre de la peau ou du blanc des yeux.

Hydromorphone

(Dilaudid®, Hydromorph Contin®)

À quoi sert ce médicament ?

- À soulager la douleur.

Comment dois-je donner ce médicament à mon enfant ?

- Selon la fréquence recommandée par son médecin.
- Ce médicament doit être administré seulement au patient à qui il a été prescrit.
- Ne cessez pas de donner de l'hydromorphone à votre enfant, à moins que son médecin vous demande de le faire. Il peut être nécessaire de réduire la dose graduellement avant d'arrêter.
- Pour prévenir les maux d'estomac, vous pouvez administrer l'hydromorphone avec de la nourriture ou du lait.
- Si le médicament a été prescrit sous forme de gélules à libération contrôlée (action prolongée), ne laissez pas votre enfant les croquer ou les mâcher. Les gélules doivent être avalées intactes. Cependant, on peut saupoudrer leur contenu sur des aliments mous, sans croquer ou mâcher les granules que la gélule contient.
- Si le médicament a été prescrit sous forme de suppositoires, respectez les directives qui suivent :
  - enlevez l'emballage en papier d'aluminium et mouillez le suppositoire avec de l'eau ;
  - votre enfant doit se coucher sur le côté, les genoux repliés contre la poitrine ;
  - insérez le suppositoire dans le rectum à une profondeur de 1,5 à 2,5 cm (un demi-pouce à un pouce) et maintenez-le en place une minute ;
  - veillez à ce que votre enfant reste étendu de 10 à 15 minutes.

Comment dois-je conserver ce médicament?

- Dans son contenant original.
- Hors de la portée des enfants.
- À la température ambiante, à l'abri de la lumière et de l'humidité, qu'il soit en comprimés, en gélules ou en suppositoires.

Que dois-je faire si j'oublie une dose?

Donnez-la dès que vous y pensez. Cependant, si le temps est presque venu de donner à votre enfant la dose suivante, ne lui donnez pas celle que vous avez oubliée. Ne doublez pas la dose.

Dois-je prendre des précautions particulières?

- Ne donnez pas ce médicament à votre enfant s'il est allergique à la codéine ou à la morphine.
- Ne donnez à votre enfant aucun autre médicament (y compris les médicaments en vente libre et les produits naturels) sans avoir consulté au préalable son médecin ou le pharmacien.
- Comme il arrive que ce médicament entraîne de la somnolence, surveillez bien votre enfant lorsqu'il effectue des activités qui demandent de l'attention, comme monter un escalier. Ces effets devraient diminuer au fur et à mesure que votre enfant poursuit le traitement.
- Les prescriptions d'hydromorphone ne sont pas renouvelables. Si votre enfant a besoin de plus d'hydromorphone, contactez son médecin.
- L'utilisation de ce médicament pendant plus d'une semaine peut entraîner de la tolérance et de l'accoutumance. Si votre enfant a besoin d'un traitement de longue durée, il serait utile de discuter de ces questions avec son médecin.

Quels sont les effets secondaires les plus courants

- Des nausées, des vomissements.
- De la constipation (pour prévenir la constipation, augmentez l'apport en liquides et en fibres dans l'alimentation de votre enfant).

- De la somnolence, des étourdissements.
- De la difficulté à uriner.

Cessez de donner ce médicament à votre enfant et contactez immédiatement son médecin si...

... l'un des effets secondaires mentionnés ci-dessus devient très marqué;

... vous pensez avoir donné trop d'hydromorphone à votre enfant;

... votre enfant présente n'importe laquelle des réactions suivantes:

- difficulté à respirer;
- intensification des douleurs (il pourrait être nécessaire de changer la dose de médicament);
- palpitations ou pulsations cardiaques lentes;
- perte d'appétit;
- éruptions cutanées, urticaire ou démangeaisons.

Ibuprofène

(Advil®, Motrin®)

À quoi sert ce médicament ?

- À diminuer la fièvre.
- À soulager la douleur.
- À réduire l'inflammation.

Comment dois-je donner ce médicament à mon enfant ?

- Selon la quantité recommandée par le médecin ou le pharmacien de votre enfant ou en suivant les recommandations indiquées sur l'étiquette de l'emballage.
- Votre enfant ne doit pas prendre l'ibuprofène plus de quatre fois par jour ou pendant plus de 48 heures sans la supervision de son médecin.
- Si le médicament a été prescrit sous forme liquide, agitez bien la bouteille et mesurez la dose exacte à l'aide d'une seringue orale, d'un compte-gouttes ou d'une cuillère à médicaments.
- Pour faciliter la prise du médicament, vous pouvez écraser ou couper les comprimés.
- Pour prévenir les maux d'estomac, vous pouvez administrer l'ibuprofène avec de la nourriture ou du lait.

Comment dois-je conserver ce médicament ?

- Dans son contenant original.
- Hors de la portée des enfants.
- À la température ambiante, à l'abri de la lumière et de l'humidité, qu'il soit en comprimés, en capsules ou en liquide.

Que dois-je faire si j'oublie une dose ?

Donnez-la dès que vous y pensez. Cependant, si le temps est presque venu de donner à votre enfant la dose suivante, ne lui donnez pas celle que vous avez oubliée. Ne doublez pas la dose.

Dois-je prendre des précautions particulières ?

- Ne donnez à votre enfant aucun autre médicament (y compris les médicaments en vente libre et les produits naturels) sans avoir consulté au préalable son médecin ou le pharmacien.
- Ne donnez pas ce médicament à votre enfant si celui-ci est déshydraté.
- Ce médicament est offert sans ordonnance. Pour plus d'information, lisez les recommandations du fabricant et consultez votre pharmacien.

Quels sont les effets secondaires les plus courants ?

- Des nausées ou quelques vomissements.
- Des flatulences, de la diarrhée ou un peu de constipation.
- Des brûlures d'estomac.

Cessez de donner ce médicament à votre enfant et contactez immédiatement son médecin si...

... l'un des effets secondaires mentionnés ci-dessus devient très marqué ;

... votre enfant présente n'importe laquelle des réactions suivantes :

- éruptions cutanées ;
- étourdissements ou maux de tête ;
- baisse dans la fréquence d'évacuation de l'urine ;
- selles noirâtres, de la consistance du goudron ;
- vomissements contenant du sang ou des caillots (ressemblant à des grains de café) ;
- saignements ou ecchymoses (bleus) inexpliqués.

Insuline

ATTENTION : IL EXISTE PLUSIEURS TYPES D'INSULINE

À quoi sert ce médicament ?

- À contrôler le taux de sucre dans le sang.

Comment dois-je donner ce médicament à mon enfant ?

- Selon la fréquence recommandée par le médecin. Ce médicament doit être administré seulement au patient à qui il a été prescrit.
- Ne cessez pas d'administrer le médicament à votre enfant et ne changez pas sa dose sans avoir consulté au préalable son médecin.
- Suivez attentivement les directives lors de la préparation d'une dose. Si vous n'êtes pas certain de la façon d'administrer l'insuline à votre enfant, demandez à son médecin, à son infirmière ou à son pharmacien de vous fournir davantage de renseignements.
- Réchauffez la bouteille d'insuline en la faisant rouler doucement entre vos mains.
- Utilisez une nouvelle aiguille pour chaque injection afin de réduire la douleur ainsi que le risque d'infection.
- Faites la rotation des sites d'injection, comme on vous l'a appris.

Comment dois-je conserver ce médicament ?

- Dans son contenant original.
- Hors de la portée des enfants.
- Conservez l'insuline au réfrigérateur. Veillez à ce qu'elle ne gèle pas.
- N'utilisez pas ce médicament s'il est décoloré. L'insuline régulière doit être limpide ; ne l'utilisez pas si elle est trouble. Il existe d'autres formes d'insuline qui peuvent être troubles. N'utilisez pas d'insuline contenant des grumeaux.

Que dois-je faire si j'oublie une dose?

- Demandez au médecin de votre enfant de vous fournir des directives spécifiques.
- Ne donnez jamais une double dose à votre enfant: une dose trop élevée peut être très dangereuse.

Dois-je prendre des précautions particulières?

- Ne donnez à votre enfant aucun autre médicament (y compris les médicaments en vente libre et les produits naturels) sans avoir consulté au préalable son médecin ou le pharmacien.
- Mesurez le taux de sucre (glucose) dans le sang de votre enfant comme son médecin, son pharmacien ou l'infirmière vous l'ont appris.
- On recommande aux patients diabétiques de porter un bracelet *Medic-Alert*® en tout temps.

Quels sont les effets secondaires les plus courants?

- De l'hypoglycémie (taux de sucre bas).
- Des douleurs ou des rougeurs au site d'injection.

Cessez de donner ce médicament à votre enfant et contactez immédiatement son médecin si...

... le taux de sucre dans le sang de votre enfant est bas et il présente l'une des réactions suivantes:

- maux de tête, difficulté à voir;
- sueurs;
- tremblements, faiblesse, irritabilité, confusion;
- fréquence cardiaque élevée;
- engourdissements ou picotements de la bouche ou des lèvres.

Donnez alors à votre enfant quelque chose de sucré (jus de fruits, glaçage à gâteau en tube ou gel de glucose) et contactez son médecin.

... le taux de sucre dans le sang de votre enfant est élevé et il présente l'une des réactions suivantes :

- évacuation d'urine fréquente, faim ou soif ;
- nausées ;
- étourdissements.

Mesurez le taux de sucre dans le sang de votre enfant et contactez son médecin.

Lactulose

À quoi sert ce médicament?

- À prévenir ou à soulager la constipation, comme laxatif.
- À prévenir l'encéphalopathie hépatique.

Comment dois-je donner ce médicament à mon enfant?

- Selon la quantité recommandée par son médecin. Ce médicament doit être administré seulement au patient à qui il a été prescrit.
- Le sirop de lactulose entraîne habituellement une évacuation des selles après un ou deux jours. Si le médicament n'a pas causé de défécation après ce temps, contactez le médecin ou le pharmacien de votre enfant.
- Lors de l'utilisation de ce médicament, faites boire beaucoup de liquide à votre enfant.
- Afin d'en améliorer le goût, le médicament peut être mélangé à de l'eau, du lait ou du jus de fruits.

Comment dois-je conserver ce médicament?

- Dans son contenant original.
- Hors de la portée des enfants.
- À la température ambiante, à l'abri de la lumière et de l'humidité.

Que dois-je faire si j'oublie une dose?

Donnez-la dès que vous y pensez. Cependant, si le temps est presque venu de donner à votre enfant la dose suivante, ne lui donnez pas celle que vous avez oubliée. Ne doublez pas la dose.

Dois-je prendre des précautions particulières?

- Ne donnez pas ce médicament à votre enfant s'il est diabétique, s'il souffre de galactosémie ou s'il est traité avec une diète sans lactose.

- Ne donnez à votre enfant aucun autre médicament (y compris les médicaments en vente libre et les produits naturels) sans avoir consulté au préalable son médecin ou le pharmacien.

Quels sont les effets secondaires les plus courants ?

- De l'inconfort abdominal.
- Des nausées, de la diarrhée, des flatulences.
- Une perte d'appétit.

Cesser de donner ce médicament à votre enfant et contactez immédiatement son médecin si...

... l'un des effets secondaires mentionnés ci-dessus devient très marqué.

Lamotrigine

(Lamictal®)

À quoi sert ce médicament?

- À prévenir les crises convulsives.

Comment dois-je donner ce médicament à mon enfant?

- Selon la quantité recommandée par son médecin. Ce médicament doit être administré seulement au patient à qui il a été prescrit.
- Au même moment chaque jour.
- Ne cessez pas de donner la lamotrigine à votre enfant, à moins que son médecin vous demande de le faire. Il peut être nécessaire de réduire graduellement la dose avant d'arrêter.
- Si le médicament a été prescrit sous forme liquide, agitez bien la bouteille et mesurez la dose exacte à l'aide d'une seringue orale, d'un compte-gouttes ou d'une cuillère à médicaments. La dose peut être mélangée à du lait ou du jus, mais pas à des boissons gazeuses.
- Pour prévenir les maux d'estomac, vous pouvez administrer la lamotrigine avec de la nourriture ou du lait.

Comment dois-je conserver ce médicament?

- Dans son contenant original.
- Hors de la portée des enfants.
- À la température ambiante, à l'abri de la lumière et de l'humidité, s'il est en comprimés.
- Si le médicament a été prescrit sous forme liquide, demandez à votre pharmacien de quelle façon il doit être conservé.

Que dois-je faire si j'oublie une dose?

Donnez-la dès que vous y pensez. Cependant, si le temps est presque venu de donner à votre enfant la dose suivante, ne lui donnez pas celle que vous avez oubliée. Ne doublez pas la dose. Si vous oubliez deux doses ou plus, contactez son médecin.

Dois-je prendre des précautions particulières ?

- Allez à tous les rendez-vous convenus avec le médecin de votre enfant. Votre enfant devra probablement subir des prises de sang afin de vérifier l'efficacité du médicament et de s'assurer que la lamotrigine ne lui donne pas d'effets secondaires graves.
- Ne donnez à votre enfant aucun autre médicament (y compris les médicaments en vente libre et les produits naturels) sans avoir consulté au préalable son médecin ou le pharmacien.
- Comme il arrive que ce médicament entraîne de la somnolence, surveillez bien votre enfant lorsqu'il effectue des activités qui demandent de l'attention, comme monter un escalier. Ces effets devraient diminuer au fur et à mesure que votre enfant poursuit le traitement.
- La lamotrigine peut rendre la peau de votre enfant plus sensible au soleil. Habillez votre enfant avec des vêtements protecteurs et appliquez-lui une lotion dotée d'un écran solaire dont le facteur de protection (FPS) est d'au moins 30.
- Il serait utile de consigner par écrit tout renseignement concernant les crises convulsives de votre enfant, son comportement et ses résultats scolaires afin de déterminer quelle est la dose optimale dans son cas.

Quels sont les effets secondaires les plus courants ?

- Des étourdissements, de la somnolence.
- Un manque de coordination.
- Des nausées, des vomissements.
- Des maux de tête.

Cessez de donner ce médicament à votre enfant et contactez immédiatement son médecin si...

... l'un des effets secondaires mentionnés ci-dessus devient très marqué ;

... vous pensez avoir donné trop de lamotrigine à votre enfant ;

… votre enfant présente n'importe laquelle des réactions suivantes :

- éruptions cutanées ou taches violacées sur la peau ; les enfants seraient plus susceptibles que les adultes de développer de graves lésions cutanées lors de l'utilisation de la lamotrigine ; par conséquent, rapportez au médecin de votre enfant toute éruption ou lésion cutanée ;
- fièvre, frissons, mal de gorge ;
- difficulté à voir ;
- ecchymoses (bleus) ou saignements inhabituels ;
- changement dans le déroulement des crises convulsives.

Lansoprazole
(Prevacid®)

À quoi sert ce médicament ?

- À traiter le reflux gastro-œsophagien.
- À prévenir ou à traiter les ulcères d'estomac ou d'intestin.
- À traiter les hypersécrétions d'acide dans le tube digestif.

Comment dois-je donner ce médicament à mon enfant ?

- Selon la quantité recommandée par son médecin. Ce médicament doit être administré seulement au patient à qui il a été prescrit.
- Au même moment chaque jour, de préférence administré à jeun, 30 minutes avant le déjeuner.
- Si le médicament a été prescrit sous forme de gélules, il ne faut pas les écraser ou les croquer. Les gélules de lansoprazole contenant des granules peuvent être avalées entières. Il est également possible d'ouvrir les gélules et de mêler les granules avec du jus ou de l'eau, ou encore de les saupoudrer sur un peu de nourriture molle et acide (yogourt, compote de pommes), mais il ne faut pas croquer, mâcher ou écraser les granules contenues dans la gélule.
- Si le médicament a été prescrit sous forme liquide, agitez bien la bouteille et mesurez la dose exacte à l'aide d'une seringue orale, d'un compte-gouttes ou d'une cuillère à médicaments.

Comment dois-je conserver ce médicament ?

- Dans son contenant original.
- Hors de la portée des enfants.
- À la température ambiante, à l'abri de la lumière et de l'humidité, si le médicament est en gélules. Si le médicament a été prescrit sous forme liquide, demandez à votre pharmacien comment il doit être conservé.

Que dois-je faire si j'oublie une dose ?

Donnez-la dès que vous y pensez. Cependant, si le temps est presque venu de donner à votre enfant la dose suivante, ne lui donnez pas celle que vous avez oubliée. Ne doublez pas la dose.

Dois-je prendre des précautions particulières ?

Ne donnez à votre enfant aucun autre médicament (y compris les médicaments en vente libre et les produits naturels) sans avoir consulté au préalable son médecin ou le pharmacien.

Quels sont les effets secondaires les plus courants ?

- Des maux de tête, des étourdissements.
- De la diarrhée, des douleurs abdominales.
- De la constipation.
- Bouche sèche.

Cessez de donner ce médicament à votre enfant et contactez immédiatement son médecin si...

... l'un des effets secondaires mentionnés ci-dessus devient très marqué ;

... votre enfant présente de sérieux maux d'estomac.

Lévétiracétam

(Keppra®)

À quoi sert ce médicament ?

- À prévenir les crises convulsives.

Comment dois-je donner ce médicament à mon enfant ?

- Selon la quantité recommandée par son médecin. Ce médicament doit être administré seulement au patient à qui il a été prescrit.
- Au même moment chaque jour.
- Ne cessez pas de donner le lévétiracétam à votre enfant à moins que son médecin vous demande de le faire. Il peut être nécessaire de réduire graduellement la dose avant d'arrêter.
- Pour faciliter la prise du médicament, vous pouvez écraser ou couper les comprimés.
- Pour prévenir les maux d'estomac, vous pouvez administrer le lévétiracétam avec de la nourriture ou du lait.

Comment dois-je conserver ce médicament ?

- Dans son contenant original.
- Hors de la portée des enfants.
- À la température ambiante, à l'abri de la lumière et de l'humidité.

Que dois-je faire si j'oublie une dose ?

Donnez-la dès que vous y pensez. Cependant, si le temps est presque venu de donner à votre enfant la dose suivante, ne lui donnez pas celle que vous avez oubliée. Ne doublez pas la dose. Si vous oubliez deux doses ou plus, contactez son médecin.

Dois-je prendre des précautions particulières ?

- Ne donnez à votre enfant aucun autre médicament (y compris les médicaments en vente libre et les produits naturels) sans avoir consulté au préalable son médecin ou le pharmacien.

- Comme il arrive que ce médicament entraîne de la somnolence, surveillez bien votre enfant lorsqu'il effectue des activités qui demandent de l'attention, comme monter un escalier. Ces effets devraient diminuer au fur et à mesure que votre enfant poursuit le traitement.
- Il serait utile de consigner par écrit tout renseignement concernant les crises convulsives de votre enfant, son comportement et ses résultats scolaires afin de déterminer quelle est la dose optimale dans son cas.

Quels sont les effets secondaires les plus courants ?

- Des étourdissements, de la somnolence.
- Des maux de tête.
- Des nausées, des vomissements.
- Des douleurs abdominales.
- Une perte d'appétit.
- De la diarrhée ou de la constipation.

Cessez de donner ce médicament à votre enfant et contactez immédiatement son médecin si...

... l'un des effets secondaires mentionnés ci-dessus devient très marqué ;

... vous pensez avoir donné trop de lévétiracétam à votre enfant ;

... votre enfant présente n'importe laquelle des réactions suivantes :

- manque de coordination, mouvements anormaux ;
- difficulté à voir ;
- enflure au visage, à la gorge ou aux lèvres ;
- éruptions cutanées ou démangeaisons ;
- difficulté à respirer ;
- changement dans le déroulement des crises convulsives.

Lévothyroxine

(Synthroid®)

À quoi sert ce médicament ?

- À remplacer l'hormone thyroïdienne dans le traitement de l'hypothyroïdie.

Comment dois-je donner ce médicament à mon enfant ?

- Selon la quantité recommandée par son médecin. Ce médicament doit être administré seulement au patient à qui il a été prescrit.
- Au même moment chaque jour.
- Ne cessez pas de donner la lévothyroxine à votre enfant, à moins que son médecin vous demande de le faire.
- Pour faciliter la prise du médicament, vous pouvez écraser ou couper les comprimés.
- La lévothyroxine est plus efficace lorsqu'elle est administrée à jeun, une heure avant les repas ou deux heures après. Si votre enfant éprouve des maux d'estomac avec ce médicament, donnez-le avec de la nourriture ou avec du lait.

Comment dois-je conserver ce médicament ?

- Dans son contenant original.
- Hors de la portée des enfants.
- À la température ambiante, à l'abri de la lumière et de l'humidité.

Que dois-je faire si j'oublie une dose ?

Donnez-la dès que vous y pensez. Cependant, si le temps est presque venu de donner à votre enfant la dose suivante, ne lui donnez pas celle que vous avez oubliée. Ne doublez pas la dose. Si vous oubliez deux doses ou plus, contactez son médecin.

Dois-je prendre des précautions particulières ?

Ne donnez à votre enfant aucun autre médicament (y compris les médicaments en vente libre et les produits naturels) sans avoir consulté au préalable son médecin ou le pharmacien.

Quels sont les effets secondaires les plus courants ?

Lorsque le dosage est adéquat, les effets secondaires sont très rares pour votre enfant.

Cessez de donner ce médicament à votre enfant et contactez immédiatement son médecin si...

... votre enfant présente n'importe laquelle des réactions suivantes :

- vomissements ou diarrhée ;
- variation très marquée du poids ;
- transpiration très abondante ;
- insomnie, nervosité ;
- crampes ou douleurs musculaires, tremblements ;
- palpitations ou fréquence cardiaque élevée ;
- difficulté à respirer ;
- douleurs thoraciques ;
- maux de tête sévères ;
- éruptions cutanées et urticaire.

Lopéramide

(Imodium®)

À quoi sert ce médicament ?

- À traiter la diarrhée.

Comment dois-je donner ce médicament à mon enfant ?

- Selon la quantité recommandée par son médecin. Ce médicament doit être administré seulement au patient à qui il a été prescrit.
- Si le médicament a été prescrit sous forme liquide, mesurez la dose exacte à l'aide d'une seringue orale, d'un compte-gouttes ou d'une cuillère à médicaments.
- Pour faciliter la prise du médicament, vous pouvez écraser ou couper les comprimés.
- Faites boire beaucoup de liquide à votre enfant lors de l'utilisation de ce médicament afin d'éviter la déshydratation secondaire à la diarrhée.

Comment dois-je conserver ce médicament ?

- Dans son contenant original.
- Hors de la portée des enfants.
- À la température ambiante, à l'abri de la lumière et de l'humidité, **qu'il soit en comprimés ou en liquide**.

Que dois-je faire si j'oublie une dose ?

Donnez-la dès que vous y pensez. Cependant, si le temps est presque venu de donner à votre enfant la dose suivante, ne lui donnez pas celle que vous avez oubliée. Ne doublez pas la dose.

Dois-je prendre des précautions particulières ?

- Ne donnez à votre enfant aucun autre médicament (y compris les médicaments en vente libre et les produits naturels) sans avoir consulté au préalable son médecin ou le pharmacien.
- En règle générale, on ne recommande pas l'utilisation du lopéramide pour traiter une gastro-entérite. Il est

préférable de laisser passer la diarrhée par elle-même en s'assurant que l'enfant est bien hydraté.

- Comme il arrive que ce médicament entraîne de la somnolence ou des étourdissements, surveillez bien votre enfant lorsqu'il effectue des activités qui demandent de l'attention, comme monter un escalier. Ces effets devraient diminuer au fur et à mesure que votre enfant poursuit le traitement.
- Certaines formes liquides de lopéramide contiennent de l'alcool.
- Ce médicament est offert sans ordonnance. Pour plus d'information, lisez les recommandations du fabricant et consultez votre pharmacien.

Quels sont les effets secondaires les plus courants?

- De la somnolence, des étourdissements.
- Une sécheresse de la bouche (quand les enfants sont assez âgés, on soulage cet effet secondaire en leur donnant des bonbons durs ou des petits morceaux de glace).
- Des vomissements, des flatulences, une perte d'appétit, des crampes à l'estomac.
- De la constipation (si votre enfant a pris une dose trop élevée de médicament ou l'a pris sur une période trop longue).

Cessez de donner ce médicament à votre enfant et contactez immédiatement son médecin si...

... l'un des effets secondaires mentionnés ci-dessus devient très marqué;

... votre enfant présente n'importe laquelle des réactions suivantes:
- éruptions cutanées;
- difficulté à respirer;

... les symptômes de votre enfant ne se sont pas améliorés en deux jours ou si ses selles sont sanguinolentes (une bactérie pourrait être en cause et les médicaments antidiarrhéiques peuvent alors être dangereux: il faut souvent traiter l'infection bactérienne avec des antibiotiques).

Lorazépam

(Ativan®)

À quoi sert ce médicament?

- À prévenir ou à traiter les crises convulsives.
- À diminuer l'anxiété.
- À soulager les spasmes musculaires.

Comment dois-je donner ce médicament à mon enfant?

- Selon la quantité recommandée par son médecin. Ce médicament doit être administré seulement au patient à qui il a été prescrit.
- Au même moment chaque jour.
- Ne cessez pas de donner le lorazépam à votre enfant à moins que son médecin vous demande de le faire. Il peut être dangereux de cesser soudainement le lorazépam qui a été pris sur une période prolongée. Il peut être nécessaire de réduire graduellement la dose avant d'arrêter.
- Si le médicament a été prescrit sous forme liquide, agitez bien la bouteille et mesurez la dose exacte à l'aide d'une seringue orale, d'un compte-gouttes ou d'une cuillère à médicaments.
- Pour faciliter la prise du médicament, vous pouvez écraser ou couper les comprimés.
- Pour prévenir les maux d'estomac, vous pouvez administrer le lorazépam avec de la nourriture ou du lait.

Comment dois-je conserver ce médicament?

- Dans son contenant original.
- Hors de la portée des enfants.
- À la température ambiante, à l'abri de la lumière et de l'humidité, s'il est en comprimés.
- Si le médicament a été prescrit sous forme liquide, demandez à votre pharmacien de quelle façon il doit être conservé.

Que dois-je faire si j'oublie une dose?

Donnez-la dès que vous y pensez. Cependant, si le temps est presque venu de donner à votre enfant la dose suivante, ne lui donnez pas celle que vous avez oubliée. Ne doublez pas la dose. Si vous oubliez deux doses ou plus, contactez son médecin.

Dois-je prendre des précautions particulières?

- Ne donnez à votre enfant aucun autre médicament (y compris les médicaments en vente libre et les produits naturels) sans avoir consulté au préalable son médecin ou le pharmacien.
- Comme il arrive que ce médicament entraîne de la somnolence, surveillez bien votre enfant lorsqu'il effectue des activités qui demandent de l'attention, comme monter un escalier. Ces effets devraient diminuer au fur et à mesure que votre enfant poursuit le traitement.
- Il serait utile de consigner par écrit tout renseignement concernant les crises convulsives de votre enfant (si le médicament est administré pour cette indication), son comportement et ses résultats scolaires afin de déterminer quelle est la dose optimale dans son cas.
- L'utilisation à long terme du lorazépam peut entraîner de la tolérance ou de l'accoutumance. Si votre enfant à besoin d'un traitement de longue durée, il serait utile de discuter de ces questions avec son médecin.

Quels sont les effets secondaires les plus courants?

- De la somnolence, de la fatigue.
- Des étourdissements, un manque de coordination.

Cessez de donner ce médicament à votre enfant et contactez immédiatement son médecin si...

... l'un des effets secondaires mentionnés ci-dessus devient très marqué;

... vous pensez avoir donné trop de lorazépam à votre enfant;

… votre enfant présente n'importe laquelle des réactions suivantes :

- changements de comportement (agressivité, irritabilité) ;
- agitation, cauchemars ;
- confusion ;
- tremblements ;
- difficulté à respirer ;
- changement dans le déroulement des crises convulsives (si le médicament est administré pour des convulsions).

Magnésium

À quoi sert ce médicament?

- À fournir un supplément de magnésium au régime de votre enfant.
- À remplacer les pertes de magnésium causées par l'administration de certains médicaments, comme la cyclosporine par exemple.

Comment dois-je donner ce médicament à mon enfant?

- Selon la quantité recommandée par son médecin. Ce médicament doit être administré seulement au patient à qui il a été prescrit.
- Ne cessez pas de donner ce médicament à votre enfant, à moins que son médecin vous demande de le faire.
- Si le médicament a été prescrit sous forme liquide, mesurez la dose exacte à l'aide d'une seringue orale, d'un compte-gouttes ou d'une cuillère à médicaments.
- Il est préférable d'administrer les suppléments de magnésium avec de la nourriture afin de prévenir la diarrhée.

Comment dois-je conserver ce médicament?

- Dans son contenant original.
- Hors de la portée des enfants.
- À la température ambiante, à l'abri de la lumière et de l'humidité, **qu'il soit en comprimés ou en liquide**.

Que dois-je faire si j'oublie une dose?

Donnez-la dès que vous y pensez. Cependant, si le temps est presque venu de donner à votre enfant la dose suivante, ne lui donnez pas celle que vous avez oubliée. Ne doublez pas la dose.

Dois-je prendre des précautions particulières ?

- Ne donnez à votre enfant aucun autre médicament (y compris les médicaments en vente libre et les produits naturels) sans avoir consulté au préalable son médecin ou le pharmacien.
- Allez à tous les rendez-vous convenus avec le médecin de votre enfant. Votre enfant devra probablement subir des prises de sang pour s'assurer qu'il reçoit la meilleure dose possible.

Quels sont les effets secondaires les plus courants ?

- De la diarrhée.
- Des crampes abdominales.

Cessez de donner ce médicament à votre enfant et contactez immédiatement son médecin si...

... l'un des effets secondaires mentionnés ci-dessus devient très marqué ;

... votre enfant présente n'importe laquelle des réactions suivantes :

- vision trouble ;
- somnolence, étourdissements ;
- difficulté à respirer ;
- perte de contrôle musculaire.

Méthylphénidate
(Ritalin®, Concerta MC)

À quoi sert ce médicament?

- À traiter le trouble de déficit de l'attention ou d'hyperactivité.
- À traiter la narcolepsie.

Comment dois-je donner ce médicament à mon enfant?

- Selon la fréquence recommandée par son médecin. Ce médicament doit être administré seulement au patient à qui il a été prescrit.
- Ne cessez pas de donner le médicament à votre enfant à moins que son médecin vous demande de le faire.
- Si le médicament a été prescrit sous forme de comprimés à libération contrôlée (à action prolongée, comme *Ritalin SR®*, *Concerta* MC), n'écrasez pas les comprimés et ne laissez pas votre enfant les croquer.
- Pour faciliter la prise du médicament, vous pouvez écraser ou couper les comprimés à libération immédiate.
- Afin de prévenir l'insomnie, la dernière dose de la journée devrait être donnée quelques heures avant le coucher.

Comment dois-je conserver ce médicament?

- Dans son contenant original.
- Hors de la portée des enfants.
- À la température ambiante, à l'abri de la lumière et de l'humidité.

Que dois-je faire si j'oublie une dose?

Donnez-la dès que vous y pensez. Cependant, si le temps est presque venu de donner à votre enfant la dose suivante, ne lui donnez pas celle que vous avez oubliée. Ne doublez pas la dose.

Dois-je prendre des précautions particulières?

- Ne donnez à votre enfant aucun autre médicament (y compris les médicaments en vente libre et les produits naturels) sans avoir consulté au préalable son médecin ou le pharmacien.

- Comme il arrive que ce médicament entraîne des étourdissements, surveillez bien votre enfant lorsqu'il effectue des activités qui demandent de l'attention, comme monter un escalier. Ces effets devraient diminuer au fur et à mesure que votre enfant poursuit le traitement.
- Le méthylphénidate peut augmenter la fréquence des crises chez les enfants souffrant d'épilepsie. Si votre enfant fait des crises convulsives, consultez son médecin pour connaître les avantages et les risques associés à l'utilisation du méthylphénidate.
- Si votre enfant utilise le *Concerta*[MC], l'enveloppe du comprimé peut se retrouver dans les selles. C'est ce qui reste du comprimé après que le médicament a été absorbé dans l'estomac.

Quels sont les effets secondaires les plus courants ?

- De la nervosité.
- De la difficulté à dormir.
- Une perte d'appétit, des nausées, une perte de poids.

Cessez de donner ce médicament à votre enfant et contactez immédiatement son médecin si...

... vous pensez avoir donné trop de méthylphénidate à votre enfant ;

... l'un des effets secondaires mentionnés ci-dessus devient très marqué ;

... votre enfant présente n'importe laquelle des réactions suivantes :

- éruptions cutanées ;
- palpitations ou élévation de la fréquence cardiaque ;
- fièvre, mal de gorge ;
- ecchymoses (bleus) ou saignements inhabituels ;
- tics ou aggravation des tics existants.

Métoclopramide

(Maxeran®, Reglan®)

À quoi sert ce médicament?

- À traiter le reflux gastro-œsophagien.
- À prévenir ou à traiter les nausées et les vomissements.

Comment dois-je donner ce médicament à mon enfant?

- Selon la quantité recommandée par son médecin. Ce médicament doit être administré seulement au patient à qui il a été prescrit.
- Au même moment chaque jour.
- Si le médicament a été prescrit sous forme liquide, agitez bien la bouteille et mesurez la dose exacte à l'aide d'une seringue orale, d'un compte-gouttes ou d'une cuillère à médicaments.
- Pour faciliter la prise du médicament, vous pouvez couper ou écraser les comprimés.
- Pour traiter le reflux gastro-œsophagien, administrez le métoclopramide de 15 à 30 minutes avant les repas et au coucher.

Comment dois-je conserver ce médicament?

- Dans son contenant original.
- Hors de la portée des enfants.
- À la température ambiante, à l'abri de la lumière et de l'humidité, qu'il soit en comprimés ou en liquide.

Que dois-je faire si j'oublie une dose?

Donnez-la dès que vous y pensez. Cependant, si le temps est presque venu de donner à votre enfant la dose suivante, ne lui donnez pas celle que vous avez oubliée. Ne doublez pas la dose.

Dois-je prendre des précautions particulières ?

- Ne donnez à votre enfant aucun autre médicament (y compris les médicaments en vente libre et les produits naturels) sans avoir consulté au préalable son médecin ou le pharmacien.
- Comme il arrive que ce médicament entraîne de la somnolence et des étourdissements, surveillez bien votre enfant lorsqu'il effectue des activités qui demandent de l'attention, comme monter un escalier. Ces effets devraient diminuer au fur et à mesure que votre enfant poursuit le traitement.

Quels sont les effets secondaires les plus courants ?

- Des étourdissements.
- De la somnolence, de la fatigue.
- De la constipation ou de la diarrhée.

Cessez de donner ce médicament à votre enfant et contactez immédiatement son médecin si...

... l'un des effets secondaires mentionnés ci-dessus devient très marqué ;

... vous pensez avoir donné trop de métoclopramide à votre enfant ;

... votre enfant présente n'importe laquelle des réactions suivantes :

- mouvements involontaires des bras, des jambes ou des yeux ;
- spasmes du cou, du visage ou de la mâchoire ;
- changements d'humeur ou de comportement.

Métronidazole

(Flagyl®)

À quoi sert ce médicament ?

- À traiter les infections bactériennes. Le métronidazole est un antibiotique.

Comment dois-je donner ce médicament à mon enfant ?

- Selon la fréquence recommandée par son médecin. Ce médicament doit être administré seulement au patient à qui il a été prescrit.
- Au même moment chaque jour.
- Au complet. Ne cessez pas d'administrer le médicament à votre enfant parce qu'il se sent mieux ; l'infection pourrait recommencer.
- Pour faciliter la prise du médicament, vous pouvez écraser ou couper les comprimés.
- Si le médicament a été prescrit sous forme liquide, agitez bien la bouteille et mesurez la dose exacte à l'aide d'une seringue orale, d'un compte-gouttes ou d'une cuillère à médicaments.
- Pour prévenir les maux d'estomac, vous pouvez administrer le métronidazole avec de la nourriture ou du lait.

Comment dois-je conserver ce médicament ?

- Dans son contenant original.
- Hors de la portée des enfants.
- À la température ambiante, à l'abri de la lumière et de l'humidité, s'il est en comprimés.
- Si le médicament a été prescrit sous forme liquide, demandez à votre pharmacien de quelle façon il doit être conservé.

Que dois-je faire si j'oublie une dose ?

Donnez-la dès que vous y pensez. Cependant, si le temps est presque venu de donner à votre enfant la dose suivante, ne lui donnez pas celle que vous avez oubliée. Ne doublez pas la dose.

Dois-je prendre des précautions particulières?

- Ne donnez à votre enfant aucun autre médicament (y compris les médicaments en vente libre et les produits naturels) sans avoir consulté au préalable son médecin ou le pharmacien.
- Ne donnez aucun produit contenant de l'alcool à votre enfant pendant qu'il prend ce médicament et jusqu'à 48 heures après sa dernière dose.

Quels sont les effets secondaires les plus courants?

- Des nausées, une perte d'appétit.
- Une sécheresse de la bouche (quand les enfants sont assez âgés, on soulage cet effet secondaire en leur donnant des bonbons durs ou de petits morceaux de glace).
- Un goût métallique dans la bouche.
- De l'inconfort lors de l'évacuation de l'urine.
- Des urines foncées (cet effet secondaire disparaîtra après que votre enfant aura cessé de prendre la médication).

Cessez de donner ce médicament à votre enfant et contactez immédiatement son médecin si...

... l'un des effets secondaires mentionnés ci-dessus devient très marqué;

... votre enfant présente n'importe laquelle des réactions suivantes:

- lésions à la bouche ou à la langue;
- engourdissements ou picotements aux mains ou aux pieds;
- éruptions cutanées, démangeaisons;
- fièvre, douleurs aux articulations.

Mirtazapine

(Remeron®)

À quoi sert ce médicament ?

- À traiter la dépression.
- À stimuler l'appétit.

Comment dois-je donner ce médicament à mon enfant ?

- Selon la fréquence recommandée par son médecin. Ce médicament doit être administré seulement au patient à qui il a été prescrit.
- Avec beaucoup de liquide, avec ou sans nourriture.
- Régulièrement, durant deux à six semaines, jusqu'à ce que son effet maximal soit atteint.
- Ne cessez pas de donner le médicament à votre enfant, à moins que son médecin vous demande de le faire. Il peut être nécessaire de réduire la dose graduellement avant d'arrêter.
- Pour faciliter la prise du médicament, vous pouvez écraser ou couper les comprimés.

Comment dois-je conserver ce médicament ?

- Dans son contenant original.
- Hors de la portée des enfants.
- À la température ambiante, à l'abri de la lumière et de l'humidité.

Que dois-je faire si j'oublie une dose ?

Donnez-la dès que vous y pensez. Cependant, si le temps est presque venu de donner à votre enfant la dose suivante, ne lui donnez pas celle que vous avez oubliée. Ne doublez pas la dose.

Dois-je prendre des précautions particulières ?

- Ne donnez à votre enfant aucun autre médicament (y compris les médicaments en vente libre et les produits naturels) sans avoir consulté au préalable son médecin ou le pharmacien.

- Comme il arrive que ce médicament entraîne de la somnolence ou des étourdissements, surveillez bien votre enfant lorsqu'il effectue des activités qui demandent de l'attention, comme monter un escalier. Ces effets devraient diminuer au fur et à mesure que votre enfant poursuit le traitement.
- La mirtazapine peut augmenter la fréquence des crises chez les enfants souffrant d'épilepsie. Si votre enfant fait des crises convulsives, consultez son médecin pour connaître les avantages et les risques associés à l'utilisation de mirtazapine.

Quels sont les effets secondaires les plus courants?

- De la somnolence (donnez le médicament avant le coucher afin de prévenir cet effet secondaire).
- Des étourdissements, un sentiment de faiblesse.
- Des rêves inhabituels.
- Une sécheresse de la bouche (quand les enfants sont assez âgés, on soulage cet effet secondaire en leur donnant des bonbons durs ou de petits morceaux de glace).
- De la constipation.
- Une augmentation de l'appétit, une prise de poids.

Cessez de donner ce médicament à votre enfant et contactez immédiatement son médecin si...

... l'un des effets secondaires mentionnés ci-dessus devient très marqué;

... vous pensez avoir donné trop de mirtazapine à votre enfant;

... votre enfant présente n'importe laquelle des réactions suivantes:

- difficulté à voir, à parler ou à avaler;
- fièvre, frissons;
- palpitations ou élévation de la fréquence cardiaque;
- éruptions cutanées;
- enflure aux pieds ou aux chevilles;
- coloration jaunâtre de la peau ou du blanc des yeux.

Montélukast

(Singulair®)

À quoi sert ce médicament?

- À rendre la respiration plus facile en prévenant l'inflammation et le resserrement des voies aériennes chez les enfants souffrant d'asthme.

Comment dois-je donner ce médicament à mon enfant?

- Selon la fréquence recommandée par son médecin. Ce médicament doit être administré seulement au patient à qui il a été prescrit.
- Pour être efficace, le montélukast doit être utilisé de façon régulière. Il ne doit PAS être utilisé pour traiter une crise d'asthme aiguë.
- Le soir, à moins d'avis contraire.
- Continuez de donner le montélukast à votre enfant même lorsqu'il ne présente pas de symptômes d'asthme. Ne cessez pas de donner le médicament à votre enfant à moins que son médecin vous demande de le faire.
- Ne cessez pas d'administrer à votre enfant ses autres médicaments pour l'asthme à moins que son médecin vous demande de le faire.
- Ce médicament est offert en comprimés à croquer qui pourraient être plus faciles à prendre pour votre enfant. Demandez au médecin ou au pharmacien de votre enfant si ces comprimés peuvent lui être bénéfiques.
- Pour faciliter la prise du médicament, vous pouvez écraser ou couper les comprimés.
- Pour prévenir les maux d'estomac, vous pouvez administrer le montélukast avec de la nourriture ou du lait.

Comment dois-je conserver ce médicament?

- Dans son contenant original.
- Hors de la portée des enfants.
- À la température ambiante, à l'abri de la lumière et de l'humidité.

Que dois-je faire si j'oublie une dose ?

Donnez-la dès que vous y pensez. Cependant, si le temps est presque venu de donner à votre enfant la dose suivante, ne lui donnez pas celle que vous avez oubliée. Ne doublez pas la dose. Si vous oubliez deux doses ou plus, contactez son médecin.

Dois-je prendre des précautions particulières ?

- Le montélukast ne doit pas être utilisé pour traiter une crise d'asthme aiguë. En cas de crises aigues, on doit utiliser des broncho-dilatateurs à courte action, comme le salbutamol.
- Ne donnez à votre enfant aucun autre médicament (y compris les médicaments en vente libre et les produits naturels) sans avoir consulté au préalable son médecin ou le pharmacien.
- N'utilisez pas les comprimés à croquer si votre enfant est atteint de phénylcétonurie. Les comprimés réguliers peuvent cependant être utilisés.

Quels sont les effets secondaires les plus courants ?

- Des maux de tête, des étourdissements.
- Des nausées, des maux d'estomac, de la diarrhée.
- De la fatigue, de la faiblesse.
- Des rêves étranges.
- Un mal de gorge, de la toux.

Cessez de donner ce médicament à votre enfant et contactez immédiatement son médecin si...

... l'un des effets secondaires mentionnés ci-dessus devient très marqué ;

... votre enfant présente n'importe laquelle des réactions suivantes :

- éruptions cutanées ou changements à la surface de la peau ;
- fièvre ;
- respiration sifflante ou difficulté à respirer ;
- enflure au visage, à la gorge ou aux lèvres.

Morphine

(Statex®, MS Contin®, M-Eslon®, M.O.S®, Morphitec®, Kadian®, Oramorph®)

À quoi sert ce médicament ?

- À soulager la douleur.

Comment dois-je donner ce médicament à mon enfant ?

- Selon la fréquence recommandée par son médecin. Ce médicament doit être administré seulement au patient à qui il a été prescrit.
- Si vous donnez de la morphine à votre enfant de façon régulière, n'arrêtez pas de lui en donner à moins que son médecin vous demande de le faire. Il peut être nécessaire de réduire la dose graduellement avant d'arrêter.
- Si le médicament a été prescrit sous forme liquide, mesurez la dose exacte à l'aide d'une seringue orale, d'un compte-gouttes ou d'une cuillère à médicaments.
- Si le médicament a été prescrit sous forme de comprimés à libération contrôlée (action prolongée), n'écrasez pas les comprimés et ne laissez pas votre enfant les croquer.
- Si le médicament a été prescrit sous forme de gélules à libération contrôlée (action prolongée), ne laissez pas votre enfant les croquer ou les mâcher. Les gélules doivent être avalées intactes. Cependant, on peut saupoudrer leur contenu sur des aliments mous, sans croquer ou mâcher les granules que la gélule contient.
- Pour prévenir les maux d'estomac, vous pouvez administrer la morphine avec de la nourriture ou du lait.
- Si le médicament a été prescrit sous forme de suppositoires, respectez les directives suivantes :
  - enlevez l'emballage en papier d'aluminium et mouillez le suppositoire avec de l'eau ;
  - votre enfant doit se coucher sur le côté, les genoux repliés contre la poitrine ;

- insérez le suppositoire dans le rectum à une profondeur de 1,5 à 2,5 cm (un demi-pouce à un pouce) et maintenez-le en place une minute;
- veillez à ce que votre enfant reste étendu de 10 à 15 minutes.

Comment dois-je conserver ce médicament?

- Dans son contenant original.
- Hors de la portée des enfants.
- À la température ambiante, à l'abri de la lumière et de l'humidité, qu'il soit en comprimés, en gélules ou en liquide.

Que dois-je faire si j'oublie une dose?

Donnez-la dès que vous y pensez. Cependant, si le temps est presque venu de donner à votre enfant la dose suivante, ne lui donnez pas celle que vous avez oubliée. Ne doublez pas la dose.

Dois-je prendre des précautions particulières?

- Ne donnez pas ce médicament à votre enfant s'il est allergique à la codéine ou à la morphine.
- Ne donnez à votre enfant aucun autre médicament (y compris les médicaments en vente libre et les produits naturels) sans avoir consulté au préalable son médecin ou le pharmacien.
- Comme il arrive que ce médicament entraîne de la somnolence, surveillez bien votre enfant lorsqu'il effectue des activités qui demandent de l'attention, comme monter un escalier. Ces effets devraient diminuer au fur et à mesure que votre enfant poursuit le traitement.
- La prescription de morphine n'est pas renouvelable. Si votre enfant a besoin de plus de morphine, contactez son médecin.
- L'utilisation de ce médicament pendant plus d'une semaine peut entraîner de la tolérance et de l'accoutumance. Si votre enfant a besoin d'un traitement de longue durée, discutez de ces questions avec le médecin de votre enfant.

Quels sont les effets secondaires les plus courants ?

- Des nausées, des vomissements, de la constipation (pour prévenir la constipation, augmentez l'apport en liquides et en fibres dans l'alimentation de votre enfant).
- De la somnolence, des étourdissements.
- De la difficulté à uriner.
- Des démangeaisons.

Cessez de donner ce médicament à votre enfant et contactez immédiatement son médecin si...

... l'un des effets secondaires mentionnés ci-dessus devient très marqué ;

... vous pensez avoir donné trop de morphine à votre enfant ;

... votre enfant présente n'importe laquelle des réactions suivantes :

- difficulté à respirer ;
- intensification des douleurs (il faut peut-être changer la dose de médicament) ;
- palpitations ou pulsations cardiaques lentes ;
- perte d'appétit ;
- éruptions cutanées, urticaire.

Multivitamines

À quoi sert ce médicament?

- À fournir des vitamines supplémentaires au régime alimentaire de votre enfant.

Comment dois-je donner ce médicament à mon enfant?

- Selon la quantité recommandée par le médecin de votre enfant ou sur l'étiquette de l'emballage.
- Pour faciliter la prise du médicament, vous pouvez écraser ou couper les comprimés.
- Si le médicament a été prescrit sous forme liquide, mesurez la dose exacte à l'aide d'une seringue orale, d'un compte-gouttes ou d'une cuillère à médicaments. Vous pouvez administrer le liquide directement dans la bouche de votre enfant ou le mélanger à une petite quantité de lait, de préparation pour nourrissons, d'eau ou de jus de fruits.

Comment dois-je conserver ce médicament?

- Dans son contenant original.
- Hors de la portée des enfants.
- À la température ambiante, à l'abri de la lumière et de l'humidité, qu'il soit en comprimés ou en liquide.

Que dois-je faire si j'oublie une dose?

Donnez-la dès que vous y pensez. Cependant, si le temps est presque venu de donner à votre enfant la dose suivante, ne lui donnez pas celle que vous avez oubliée. Ne doublez pas la dose.

Dois-je prendre des précautions particulières?

- Ne donnez à votre enfant aucun autre médicament (y compris les médicaments en vente libre et les produits naturels) sans avoir consulté au préalable son médecin ou le pharmacien.

- Ce médicament est offert sans ordonnance. Pour plus d'information, lisez les recommandations du fabricant et consultez votre pharmacien.

Quels sont les effets secondaires les plus courants ?

- De légères nausées.

Cessez de donner ce médicament à votre enfant et contactez immédiatement son médecin si...

... vous pensez que votre enfant a pris trop de comprimés , de gélules ou de multivitamines liquides.

Mycophénolate Mofetil
(CellCept®)

À quoi sert ce médicament?

- À prévenir le rejet, dans le cas d'une transplantation d'organe ou d'une greffe de moelle osseuse.
- À supprimer la réponse immunitaire dans certaines maladies inflammatoires.

Comment dois-je donner ce médicament à mon enfant ?

- Selon la quantité recommandée par son médecin. Ce médicament doit être administré seulement au patient à qui il a été prescrit.
- Au même moment chaque jour.
- Ne cessez pas de donner le médicament à votre enfant, à moins que son médecin vous demande de le faire.
- Si le médicament a été prescrit sous forme liquide, agitez bien la bouteille et mesurez la dose exacte à l'aide d'une seringue orale, d'un compte-gouttes ou d'une cuillère à médicaments.
- N'écrasez pas les comprimés et n'ouvrez pas les gélules. Le médicament ne doit pas être mâché.
- Si le médicament entre en contact avec votre peau ou avec celle de votre enfant, nettoyez-la immédiatement.
- Le mycophénolate doit être donné à jeun. Si votre enfant éprouve des maux d'estomac avec ce médicament, demandez à son médecin s'il peut être donné avec les repas ou avec une collation. Le cas échéant, il faut toujours donner le mycophénolate de la même façon, soit à jeun, soit avec un repas (ne pas alterner).
- Ne donnez pas à votre enfant d'antiacides contenant du magnésium, de l'aluminium ou du calcium (*Maalox*MD ou *Emphogel*MD, par exemple) dans l'heure précédant sa dose de mycophénolate mofetil ou dans les deux heures suivant sa dose.

Comment dois-je conserver ce médicament ?

- Dans son contenant original.
- Hors de la portée des enfants.
- À la température ambiante, à l'abri de la lumière et de l'humidité, s'il est en comprimés ou en gélules.
- Si le médicament a été prescrit sous forme liquide, demandez à votre pharmacien de quelle façon il doit être conservé.

Que dois-je faire si j'oublie une dose ?

Donnez-la dès que vous y pensez. Cependant, si le temps est presque venu de donner à votre enfant la dose suivante, ne lui donnez pas celle que vous avez oubliée. Ne doublez pas la dose. Contactez le médecin de votre enfant pour obtenir des directives plus précises.

Dois-je prendre des précautions particulières ?

- Allez à tous les rendez-vous convenus avec le médecin de votre enfant. Votre enfant devra subir des prises de sang pour s'assurer que le mycophénolate ne lui donne pas d'effets secondaires graves et que la dose prescrite est adéquate.
- Ne donnez à votre enfant aucun autre médicament (y compris les médicaments en vente libre et les produits naturels) sans avoir consulté au préalable son médecin ou le pharmacien.
- Ne faites pas vacciner votre enfant sans avoir consulté son médecin au préalable.

Quels sont les effets secondaires les plus courants ?

- Des nausées, des vomissements, de la diarrhée ou de la constipation.
- Des maux de tête, des étourdissements.
- Une augmentation du risque de contracter des infections.

Cessez de donner ce médicament à votre enfant et contactez immédiatement son médecin si...

... l'un des effets secondaires mentionnés ci-dessus devient très marqué ;

... vous pensez avoir donné trop de mycophénolate à votre enfant;

... votre enfant présente n'importe laquelle des réactions suivantes:

- difficulté à voir;
- mains ou pieds froids;
- mal de gorge, fièvre, frissons, lésions buccales (ces symptômes sont des signes d'infection);
- ecchymoses (bleus) ou saignements inhabituels;
- tremblements;
- évacuation d'urine douloureuse ou difficile;
- éruptions cutanées;
- essoufflement ou difficulté à respirer;
- enflure aux jambes, aux chevilles ou aux pieds.

Naproxène

(Naprosyn®)

À quoi sert ce médicament?

- À soulager la douleur.
- À réduire l'inflammation.

Comment dois-je donner ce médicament à mon enfant?

- Selon la quantité recommandée par son médecin. Ce médicament doit être administré seulement au patient à qui il a été prescrit.
- Si le médicament a été prescrit sous forme liquide, agitez bien la bouteille et mesurez la dose exacte à l'aide d'une seringue orale, d'un compte-gouttes ou d'une cuillère à médicaments.
- Vérifiez avec votre pharmacien si le comprimé peut être écrasé ou non. Certains comprimés de naproxène ne doivent pas l'être.
- Il est préférable d'administrer le naproxène avec de la nourriture ou du lait pour prévenir les maux d'estomac.

Comment dois-je conserver ce médicament?

- Dans son contenant original.
- Hors de la portée des enfants.
- À la température ambiante, à l'abri de la lumière et de l'humidité, qu'il soit en comprimés ou en liquide.

Que dois-je faire si j'oublie une dose?

Donnez-la dès que vous y pensez. Cependant, si le temps est presque venu de donner à votre enfant la dose suivante, ne lui donnez pas celle que vous avez oubliée. Ne doublez pas la dose.

Dois-je prendre des précautions particulières?

- Si votre enfant prend du naproxène de façon assez régulière, assurez-vous que tous les médecins et les dentistes traitant votre enfant en soient avisés.

- Ne donnez à votre enfant aucun autre médicament (y compris les médicaments en vente libre et les produits naturels) sans avoir consulté son médecin ou le pharmacien au préalable.
- Ne donnez pas ce médicament à votre enfant s'il est déshydraté.

Quels sont les effets secondaires les plus courants ?

- Des nausées.
- De la constipation ou de la diarrhée.
- Des brûlures d'estomac.

Cessez de donner ce médicament à votre enfant et contactez immédiatement son médecin si...

... l'un des effets secondaires mentionnés ci-dessus devient très marqué ;

... votre enfant présente n'importe laquelle des réactions suivantes :

- éruptions cutanées ;
- enflure aux pieds ou aux chevilles ;
- étourdissements, somnolence ou maux de tête ;
- évacuation d'urine moins fréquente ;
- besoin moins fréquent d'uriner ;
- selles noirâtres ayant la consistance du goudron ;
- vomissements contenant du sang ou des caillots (ressemblant à des grains de café) ;
- saignements ou ecchymoses (bleus) inexpliqués.

Nifédipine
(Adalat®)

À quoi sert ce médicament ?

- À réduire la pression sanguine.

Comment dois-je prendre ce médicament ?

- Selon la fréquence recommandée par son médecin. Ce médicament doit être administré seulement au patient à qui il a été prescrit.
- Au même moment chaque jour.
- Ne cessez pas de donner le médicament à votre enfant, à moins que votre médecin vous demande de le faire.
- Si le médicament a été prescrit sous forme de comprimés à libération contrôlée (action prolongée), ne les écrasez pas et ne les croquez pas. Ils doivent être avalés entiers.
- Pour prévenir les maux d'estomac, vous pouvez administrer la nifédipine avec de la nourriture ou du lait.

Comment dois-je conserver ce médicament ?

- Dans son contenant original.
- Hors de la portée des enfants.
- À la température ambiante, à l'abri de la lumière et de l'humidité.

Que dois-je faire si j'oublie une dose ?

Donnez-la dès que vous y pensez. Cependant, si le temps est presque venu de donner à votre enfant la dose suivante, ne lui donnez pas celle que vous avez oubliée. Ne doublez pas la dose. Si vous oubliez deux doses ou plus, contactez son médecin.

Dois-je prendre des précautions particulières ?

- Ne donnez à votre enfant aucun autre médicament (y compris les médicaments en vente libre et les produits naturels) sans avoir consulté au préalable son médecin ou le pharmacien.

- On recommande aux gens qui prennent de la nifédipine d'éviter les aliments dérivés du pamplemousse (fruit, jus et cocktails d'agrumes qui en contiennent, etc.) parce que cela peut augmenter l'effet de la nifédipine et ses effets secondaires.
- Comme il arrive que ce médicament entraîne des étourdissements, surveillez bien votre enfant lorsqu'il effectue des activités qui demandent de l'attention, comme monter un escalier.
- Si vous donnez les comprimés à libération contrôlée, l'enveloppe du comprimé peut se retrouver dans les selles. C'est ce qui reste du comprimé après que le médicament a été absorbé dans l'estomac.

Quels sont les effets secondaires les plus courants?

- Des étourdissements, une sensation de tête légère (demandez à votre enfant qu'il se lève doucement après s'être étendu), des maux de tête.
- De la faiblesse.
- Un rougissement de la peau et des bouffées de chaleur («flushing»).

Cessez de donner ce médicament à votre enfant et contactez immédiatement son médecin si...

... l'un des effets secondaires mentionnés ci-dessus devient très marqué;

... votre enfant présente n'importe laquelle des réactions suivantes:

- difficulté à respirer;
- enflure au visage, aux mains ou aux pieds;
- douleurs thoraciques;
- faiblesse marquée;
- ecchymoses (bleus) ou saignements inhabituels;
- palpitations ou élévation de la fréquence cardiaque;
- maux de tête sévères.

Nitrofurantoïne

(Macrodantin®)

À quoi sert ce médicament ?

- À traiter ou à prévenir certaines infections bactériennes.
- La nitrofurantoïne est un antibiotique.

Comment dois-je donner ce médicament à mon enfant ?

- Selon la fréquence recommandée par son médecin. Ce médicament doit être administré seulement au patient à qui il a été prescrit.
- Au complet. Ne cessez pas d'administrer le médicament à votre enfant parce qu'il se sent mieux ; l'infection pourrait recommencer.
- Pour faciliter la prise du médicament, vous pouvez écraser ou couper les comprimés. Les gélules peuvent être ouvertes et leur contenu saupoudré sur de la nourriture molle.
- Pour prévenir les maux d'estomac, vous pouvez administrer la nitrofurantoïne avec de la nourriture ou du lait.

Comment dois-je conserver ce médicament ?

- Dans son contenant original.
- Hors de la portée des enfants.
- À la température ambiante, à l'abri de la lumière et de l'humidité.

Que dois-je faire si j'oublie une dose ?

Donnez-la dès que vous y pensez. Cependant, si le temps est presque venu de donner à votre enfant la dose suivante, ne lui donnez pas celle que vous avez oubliée. Ne doublez pas la dose.

Dois-je prendre des précautions particulières ?

Ne donnez à votre enfant aucun autre médicament (y compris les médicaments en vente libre et les produits naturels) sans avoir consulté au préalable son médecin ou le pharmacien.

Quels sont les effets secondaires les plus courants ?

- Une coloration jaune foncé ou brune des urines (cela est inoffensif).
- Des nausées et des vomissements.

Cessez de donner ce médicament à votre enfant et contactez immédiatement son médecin si...

... l'un des effets secondaires mentionnés ci-dessus devient très marqué ;

... votre enfant présente n'importe laquelle des réactions suivantes :

- difficulté à respirer ;
- fièvre, frissons ;
- douleurs thoraciques ;
- engourdissements ou picotements des doigts ou des orteils ;
- faiblesse ;
- éruptions cutanées, démangeaisons, urticaire.

Nystatine en gargarisme

(Nilstat®)

À quoi sert ce médicament ?

- À prévenir et à traiter les infections à champignons de la bouche, de la gorge et de l'œsophage.

Comment dois-je donner ce médicament à mon enfant ?

- Selon la fréquence recommandée par son médecin. Ce médicament doit être administré seulement au patient à qui il a été prescrit.
- Après les repas ou les tétées. Avant d'utiliser ce médicament, votre enfant doit se rincer la bouche avec de l'eau. Il doit ensuite retenir la nystatine dans sa bouche un certain temps, se gargariser et avaler.
- Ne cessez pas de donner le médicament à votre enfant, à moins que son médecin vous demande de le faire.
- Agitez bien la bouteille contenant la nystatine liquide. Mesurez la dose exacte à l'aide du compte-gouttes fourni et rincez-le adéquatement avant de le remettre dans la bouteille.
- Ne faites rien boire ou manger à votre enfant dans les 30 minutes suivant l'administration de sa dose de nystatine.

Comment dois-je conserver ce médicament ?

- Dans son contenant original.
- Hors de la portée des enfants.
- À la température ambiante, à l'abri de la lumière et de l'humidité.

Que dois-je faire si j'oublie une dose ?

Donnez-la dès que vous y pensez. Cependant, si le temps est presque venu de donner à votre enfant la dose suivante, ne lui donnez pas celle que vous avez oubliée. Ne doublez pas la dose.

Dois-je prendre des précautions particulières ?

Ne donnez à votre enfant aucun autre médicament (y compris les médicaments en vente libre et les produits naturels) sans avoir consulté au préalable son médecin ou le pharmacien.

Quels sont les effets secondaires les plus courants ?

- De la diarrhée.
- Des nausées.

Cessez de donner ce médicament à votre enfant et contactez immédiatement son médecin si…

… l'un des effets secondaires mentionnés ci-dessus devient très marqué.

Oméprazole

(Losec®)

À quoi sert ce médicament ?

- À traiter le reflux gastro-œsophagien.
- À prévenir ou à traiter les ulcères d'estomac ou d'intestin.
- À traiter les hypersécrétions d'acide dans le tube digestif.

Comment dois-je donner ce médicament à mon enfant ?

- Selon la quantité recommandée par le médecin. Ce médicament doit être administré seulement au patient à qui il a été prescrit.
- Au même moment chaque jour.
- Avec ou sans nourriture.
- Si le médicament a été prescrit sous forme de comprimés, ne pas les mâcher, les croquer ou les écraser.
- Si le médicament a été prescrit sous forme de gélules, ne pas les écraser ou les croquer. Les gélules contiennent des granules ; on peut ouvrir ces gélules et prendre les granules avec du jus ou de l'eau, ou les saupoudrer sur un peu de nourriture molle et acide (yogourt, compote de pommes). Ne pas croquer, mâcher ou écraser les granules.
- Si le médicament a été prescrit sous forme liquide, agitez bien la bouteille et mesurez la dose exacte à l'aide d'une seringue orale, d'un compte-gouttes ou d'une cuillère à médicaments.

Comment dois-je conserver ce médicament ?

- Dans son contenant original.
- Hors de la portée des enfants.
- À la température ambiante, à l'abri de la lumière et de l'humidité, s'il est en comprimés ou en gélules.
- Si le médicament a été prescrit sous forme liquide, demandez à votre pharmacien de quelle façon il doit être conservé.

Que dois-je faire si j'oublie une dose ?

Donnez-la dès que vous y pensez. Cependant, si le temps est presque venu de donner à votre enfant la dose suivante, ne lui donnez pas celle que vous avez oubliée. Ne doublez pas la dose.

Dois-je prendre des précautions particulières ?

Ne donnez à votre enfant aucun autre médicament (y compris les médicaments en vente libre et les produits naturels) sans avoir consulté au préalable son médecin ou le pharmacien.

Quels sont les effets secondaires les plus courants ?

- Des maux de tête, des étourdissements.
- De la diarrhée, des douleurs abdominales.
- De la constipation.

Cessez de donner ce médicament à votre enfant et contactez immédiatement son médecin si...

... l'un des effets secondaires mentionnés ci-dessus devient très marqué ;

... votre enfant présente des maux d'estomac sévères.

Oseltamivir
(Tamiflu™)

À quoi sert ce médicament ?

- À traiter ou à prévenir la grippe.

Comment dois-je donner ce médicament à mon enfant ?

- Selon la fréquence recommandée par son médecin. Ce médicament doit être administré seulement au patient à qui il a été prescrit.
- Au même moment chaque jour
- Au complet. Ne cessez pas d'administrer le médicament à votre enfant parce qu'il se sent mieux ; l'infection pourrait recommencer.
- Pour prévenir les maux d'estomac, vous pouvez administrer l'oseltamivir avec de la nourriture ou du lait.
- Si le médicament a été prescrit sous forme liquide, agitez bien la bouteille et mesurez la dose exacte à l'aide d'une seringue orale, d'un compte-gouttes ou d'une cuillère à médicaments.

Comment dois-je conserver ce médicament ?

- Dans son contenant original.
- Hors de la portée des enfants.
- À la température ambiante, à l'abri de la lumière et de l'humidité, s'il est en comprimés.
- Au réfrigérateur, si l'oseltamivir est liquide. Ne le congelez pas.
- Vérifiez la date de péremption du médicament et jetez-le après cette date. Ne gardez pas le médicament restant dans le but de l'utiliser pour une autre infection.

Que dois-je faire si j'oublie une dose ?

Donnez-la dès que vous y pensez. Cependant, si le temps est presque venu de donner à votre enfant la dose suivante, ne lui donnez pas celle que vous avez oubliée. Ne doublez pas la dose.

Dois-je prendre des précautions particulières ?

Ne donnez à votre enfant aucun autre médicament (y compris les médicaments en vente libre et les produits naturels) sans avoir consulté au préalable son médecin ou le pharmacien.

Quels sont les effets secondaires les plus courants ?

- Des nausées, des vomissements.
- Des étourdissements.
- De la difficulté à dormir.

Cessez de donner ce médicament à votre enfant et contactez immédiatement son médecin si...

... l'un des effets secondaires mentionnés ci-dessus devient très marqué ;

... votre enfant présente n'importe laquelle des réactions suivantes :

- éruptions cutanées ;
- toux, respiration sifflante ou serrement douloureux dans la poitrine.

Oxybutynine

(Ditropan®)

À quoi sert ce médicament ?

- À soulager les troubles associés à l'évacuation de l'urine.
- À soulager les spasmes de la vessie.

Comment dois-je donner ce médicament à mon enfant ?

- Selon la fréquence recommandée par son médecin. Ce médicament doit être administré seulement au patient à qui il a été prescrit.
- Au même moment chaque jour.
- Pour faciliter la prise du médicament, vous pouvez écraser ou couper les comprimés.
- Si le médicament a été prescrit sous forme de sirop, mesurez la dose exacte à l'aide d'une seringue orale, d'un compte-gouttes ou d'une cuillère à médicaments.
- Si le médicament a été prescrit sous forme de comprimés à longue action, n'écrasez pas les comprimés et ne laissez pas votre enfant les croquer.
- Si le médicament a été prescrit sous forme liquide, demandez à votre pharmacien de quelle façon il doit être conservé.
- L'oxybutynine est plus efficace lorsqu'il est administré à jeun, une heure avant les repas ou deux heures après.
- Si votre enfant éprouve des maux d'estomac avec ce médicament, donnez-le avec un peu de nourriture.

Comment dois-je conserver ce médicament ?

- Dans son contenant original.
- Hors de la portée des enfants.
- À la température ambiante, à l'abri de la lumière et de l'humidité, **qu'il soit en comprimés ou en liquide**.

Que dois-je faire si j'oublie une dose?

Donnez-la dès que vous y pensez. Cependant, si le temps est presque venu de donner à votre enfant la dose suivante, ne lui donnez pas celle que vous avez oubliée. Ne doublez pas la dose.

Dois-je prendre des précautions particulières?

- Ne donnez à votre enfant aucun autre médicament (y compris les médicaments en vente libre et les produits naturels) sans avoir consulté au préalable son médecin ou le pharmacien.
- Comme il arrive que ce médicament entraîne de la somnolence, surveillez bien votre enfant lorsqu'il effectue des activités qui demandent de l'attention, comme monter un escalier.

Quels sont les effets secondaires les plus courants?

- De la somnolence.
- Une sécheresse de la bouche (quand les enfants sont plus âgés, on soulage cet effet secondaire en leur donnant des bonbons durs ou de petits morceaux de glace).
- Une sécheresse des yeux, une sensibilité à la lumière.
- De la constipation.

Cessez de donner ce médicament à votre enfant et contactez immédiatement son médecin si...

... l'un des effets secondaires mentionnés ci-dessus devient très marqué;

...votre enfant présente n'importe laquelle des réactions suivantes:

- difficulté à voir;
- palpitations ou fréquence cardiaque élevée;
- hallucinations;
- crises convulsives;
- maladresse ou instabilité, confusion.

Pénicilline

À quoi sert ce médicament?

- À traiter ou à prévenir certaines infections bactériennes.
- La pénicilline est un antibiotique de la famille des pénicillines.

Comment dois-je donner ce médicament à mon enfant?

- Selon la fréquence recommandée par son médecin. Ce médicament doit être administré seulement au patient à qui il a été prescrit.
- Au complet. Ne cessez pas d'administrer le médicament à votre enfant même s'il se sent mieux; l'infection pourrait recommencer.
- Si le médicament a été prescrit sous forme liquide, agitez bien la bouteille et mesurez la dose exacte à l'aide d'une seringue orale, d'un compte-gouttes ou d'une cuillère à médicaments.
- Pour faciliter la prise du médicament, vous pouvez écraser ou couper les comprimés.
- Pour prévenir les maux d'estomac, vous pouvez administrer la pénicilline avec de la nourriture ou du lait.

Comment dois-je conserver ce médicament?

- Dans son contenant original.
- Hors de la portée des enfants.
- À la température ambiante, à l'abri de la lumière et de l'humidité, s'il est en comprimés.
- Si le médicament a été prescrit sous forme liquide, demandez à votre pharmacien de quelle façon il doit être conservé.
- Vérifiez la date de péremption du médicament et ne l'utilisez pas après cette date. Ne gardez pas le médicament restant dans le but de l'utiliser pour une autre infection.

Que dois-je faire si j'oublie une dose ?

Donnez-la dès que vous y pensez. Cependant, si le temps est presque venu de donner à votre enfant la dose suivante, ne lui donnez pas celle que vous avez oubliée. Ne doublez pas la dose.

Dois-je prendre des précautions particulières ?

- Ne donnez pas ce médicament à votre enfant s'il est allergique aux pénicillines ou aux céphalosporines.
- Ne donnez à votre enfant aucun autre médicament (y compris les médicaments en vente libre et les produits naturels) sans avoir consulté au préalable son médecin ou le pharmacien.

Quels sont les effets secondaires les plus courants ?

- Une légère diarrhée.
- Des nausées et des vomissements.

Cessez de donner ce médicament à votre enfant et contactez immédiatement son médecin si…

… l'un des effets secondaires mentionnés ci-dessus devient très marqué ;

… votre enfant présente n'importe laquelle des réactions suivantes :

- éruptions cutanées, démangeaisons, urticaire ;
- essoufflement, respiration sifflante ;
- enflure aux mains, aux pieds ou au visage.

Perméthrine

(Nix®)

À quoi sert ce médicament ?

- À éradiquer les poux ou la gale.

Comment dois-je donner ce médicament à mon enfant ?

- Pour le traitement des poux, on utilise l'après-shampooing. Après avoir lavé et séché les cheveux de votre enfant avec une serviette, appliquez le produit sur les cheveux, laissez agir 10 minutes et rincez. Utilisez à rebrousse-poil un peigne à dents fines pour enlever les lentes (consultez votre pharmacien pour de plus amples renseignements sur l'utilisation du peigne-fin). Il est généralement recommandé de répéter un deuxième traitement sept jours après le premier.
- Pour le traitement de la gale, faites pénétrer doucement la crème ou la lotion dans la peau. Assurez-vous que la peau soit propre et sèche avant d'appliquer la perméthrine. Laissez le produit sur la peau durant 8 à 14 heures ; enlevez-le en lavant la peau. Il n'est habituellement pas nécessaire de répéter l'application pour cette indication.
- Lavez à l'eau chaude tous les vêtements, les animaux en peluche et la literie de votre enfant le jour qui suit l'application de ce médicament.

Comment dois-je conserver ce médicament ?

- Dans son contenant original.
- Hors de la portée des enfants.
- À la température ambiante, à l'abri de la lumière et de l'humidité.

Dois-je prendre des précautions particulières ?

- N'utilisez pas ce produit si votre enfant est allergique aux chrysanthèmes.
- N'appliquez pas ce médicament sur des plaies ouvertes ni sur des régions de peau écorchées ou suintantes.

- N'appliquez pas ce médicament près des yeux, du nez ou de la bouche.
- Si ce médicament entre en contact avec les yeux de votre enfant, rincez-les à l'eau immédiatement.

Quels sont les effets secondaires les plus courants ?

- Une irritation de la peau légère et passagère.
- Des démangeaisons.

Cessez de donner ce médicament à votre enfant et contactez immédiatement son médecin si...

... l'un des effets secondaires mentionnés ci-dessus devient très marqué ;

... votre enfant présente n'importe laquelle des réactions suivantes :

- irritation ou rougeur prononcée sur la peau ;
- sensation de brûlure.

Phénobarbital

À quoi sert ce médicament ?

- À prévenir les crises convulsives.

Comment dois-je donner ce médicament à mon enfant ?

- Selon la quantité recommandée par le médecin. Ce médicament doit être administré seulement au patient à qui il a été prescrit.
- Ne cessez pas de donner le phénobarbital à votre enfant, à moins que son médecin vous demande de le faire. Il peut être dangereux de cesser soudainement le phénobarbital qui a été pris sur une période prolongée. Avant d'arrêter, il peut être nécessaire de réduire graduellement la dose.
- Si le médicament a été prescrit sous forme liquide, agitez bien la bouteille et mesurez la dose exacte à l'aide d'une seringue orale, d'un compte-gouttes ou d'une cuillère à médicaments. La dose peut être mélangée à du lait ou du jus, mais pas à des boissons gazeuses.
- Pour faciliter la prise du médicament, vous pouvez couper ou écraser les comprimés de phénobarbital.
- Pour prévenir les maux d'estomac, vous pouvez administrer le phénobarbital avec de la nourriture ou du lait.

Comment dois-je conserver ce médicament ?

- Dans son contenant original.
- Hors de la portée des enfants.
- À la température ambiante, à l'abri de la lumière et de l'humidité, qu'il soit en comprimés ou en liquide.

Que dois-je faire si j'oublie une dose ?

Donnez-la dès que vous y pensez. Cependant, si le temps est presque venu de donner à votre enfant la dose suivante, ne lui donnez pas celle que vous avez oubliée. Ne doublez pas la dose. Si vous oubliez deux doses ou plus, contactez son médecin.

Dois-je prendre des précautions particulières ?

- Allez à tous les rendez-vous convenus avec le médecin de votre enfant. Votre enfant devra probablement subir des prises de sang pour vérifier si la dose est adéquate et s'assurer que le phénobarbital ne lui donne pas d'effets secondaires graves.
- N'administrez aucun autre médicament à votre enfant (y compris les médicaments en vente libre et les produits naturels) sans avoir consulté au préalable son médecin ou le pharmacien.
- Comme il arrive que ce médicament entraîne de la somnolence, surveillez bien votre enfant lorsqu'il effectue des activités qui demandent de l'attention, comme monter un escalier. Ces effets devraient diminuer au fur et à mesure que votre enfant poursuit le traitement.
- Il serait utile de consigner par écrit tout renseignement concernant les crises convulsives de votre enfant, son comportement et ses résultats scolaires afin de déterminer quelle est la dose optimale dans son cas.
- L'utilisation à long terme du phénobarbital peut entraîner de la tolérance ou de l'accoutumance. Si votre enfant a besoin d'un traitement de longue durée, discutez de ces questions avec son médecin.
- Certaines formes liquides de phénobarbital contiennent de l'alcool.

Quels sont les effets secondaires les plus courants ?

- Des étourdissements, de la somnolence, des maux de tête, des cauchemars.
- Des nausées, des vomissements, de la constipation, de la diarrhée.

Cessez de donner ce médicament à votre enfant et contactez immédiatement son médecin si...

... l'un des effets secondaires mentionnés ci-dessus devient très marqué ;

... vous pensez avoir donné trop de phénobarbital à votre enfant ;

… votre enfant présente n'importe laquelle des réactions suivantes :

- éruptions cutanées, démangeaisons ;
- signes d'infection (mal de gorge, fièvre, frissons) ;
- ecchymoses (bleus) ou saignements inhabituels ;
- douleurs aux articulations ou aux muscles ;
- changement dans le déroulement des crises convulsives ;
- difficulté à respirer.

Phénytoïne

(Dilantin MC)

À quoi sert ce médicament ?

- À prévenir les crises convulsives.
- À soulager certains types de douleurs chroniques.

Comment dois-je donner ce médicament à mon enfant ?

- Selon la quantité recommandée par le médecin. Ce médicament doit être administré seulement au patient à qui il a été prescrit.
- Au même moment chaque jour.
- Ne cessez pas de donner la phénytoïne à votre enfant, à moins que son médecin vous demande de le faire. Avant d'arrêter, il peut être nécessaire de réduire graduellement la dose.
- Si le médicament a été prescrit sous forme de gélules, veillez à ce que votre enfant ne les croque pas et ne les écrase pas.
- Si le médicament a été prescrit sous forme de comprimés, vous pouvez les croquer ou les écraser et les mélanger à de l'eau ou à de la nourriture de consistance molle.
- Si le médicament a été prescrit sous forme liquide, agitez bien la bouteille et mesurez la dose exacte à l'aide d'une seringue orale, d'un compte-gouttes ou d'une cuillère à médicaments.
- Pour prévenir les maux d'estomac, vous pouvez administrer la phénytoïne avec de la nourriture ou du lait.

Comment dois-je conserver ce médicament ?

- Dans son contenant original.
- Hors de la portée des enfants.
- À la température ambiante, à l'abri de la lumière et de l'humidité, qu'il soit en comprimés, en gélules ou en liquide.

Que dois-je faire si j'oublie une dose?

Donnez-la dès que vous y pensez. Cependant, si le temps est presque venu de donner à votre enfant la dose suivante, ne lui donnez pas celle que vous avez oubliée. Ne doublez pas la dose. Si vous oubliez deux doses ou plus, contactez son médecin.

Dois-je prendre des précautions particulières?

- Allez à tous les rendez-vous convenus avec le médecin de votre enfant. Votre enfant devra peut-être subir des prises de sang pour vérifier si la dose est adéquate et s'assurer que la phénytoïne ne lui donne pas d'effets secondaires graves.
- Ne donnez à votre enfant aucun autre médicament (y compris les médicaments en vente libre et les produits naturels) sans avoir consulté au préalable son médecin ou le pharmacien. La phénytoïne peut interagir avec plusieurs médicaments.
- Comme il arrive que ce médicament entraîne de la somnolence, surveillez bien votre enfant lorsqu'il effectue des activités qui demandent de l'attention, comme monter un escalier. Ces effets devraient diminuer au fur et à mesure que votre enfant poursuit le traitement.
- Il serait utile de consigner par écrit tout renseignement concernant les crises convulsives de votre enfant (si le médicament est administré pour cette indication), son comportement et ses résultats scolaires afin de déterminer quelle est la dose optimale dans son cas.

Quels sont les effets secondaires les plus courants?

- Des étourdissements, de la somnolence, des maux de tête.
- Des nausées, des vomissements, de la constipation, une perte d'appétit.
- De l'enflure ou une sensibilité des gencives (brossez les dents de votre enfant avec soin et utilisez la soie dentaire; effectuez des visites régulières chez le dentiste).
- Une accélération de la pousse des cheveux et des poils.

Cessez de donner ce médicament à votre enfant et contactez immédiatement son médecin si...

... l'un des effets secondaires mentionnés ci-dessus devient très marqué;

... vous pensez avoir donné trop de phénytoïne à votre enfant;

... votre enfant présente n'importe laquelle des réactions suivantes:

- difficulté à voir;
- tremblements;
- taches violacées sur la peau;
- coloration jaunâtre des yeux ou de la peau;
- confusion, maladresse;
- éruptions cutanées, démangeaisons;
- changement dans le déroulement des crises convulsives (lorsque le médicament administré pour des convulsions).

Potassium

À quoi sert ce médicament ?

- À fournir un supplément de potassium au régime alimentaire de votre enfant.
- À remplacer les pertes de potassium causées par l'administration de certains médicaments tels que les diurétiques (l'hydrochlorothiazide, le furosémide) ou causées par certaines maladies.

Comment dois-je donner ce médicament à mon enfant ?

- Selon la quantité recommandée par son médecin. Ce médicament doit être administré seulement au patient à qui il a été prescrit.
- Au même moment chaque jour.
- Ne cessez pas de donner le potassium à votre enfant à moins que son médecin vous demande de le faire.
- Les suppléments de potassium doivent être donnés avec les repas ou avec une collation pour prévenir les maux d'estomac et améliorer le goût.
- Avant de couper ou d'écraser les comprimés, vérifiez avec votre pharmacien. Certains comprimés peuvent être coupés, d'autres non.
- Si le médicament a été prescrit sous forme liquide, mesurez la dose exacte à l'aide d'une seringue orale, d'un compte-gouttes ou d'une cuillère à médicaments.

Comment dois-je conserver ce médicament ?

- Dans son contenant original.
- Hors de la portée des enfants.
- À la température ambiante, à l'abri de la lumière et de l'humidité, **qu'il soit en comprimés ou en liquide**.

Que dois-je faire si j'oublie une dose ?

Donnez-la dès que vous y pensez. Cependant, si le temps est presque venu de donner à votre enfant la dose suivante, ne

lui donnez pas celle que vous avez oubliée. Ne doublez pas la dose. Si vous oubliez deux doses ou plus, contactez son médecin.

Dois-je prendre des précautions particulières ?

- Ne donnez à votre enfant aucun autre médicament (y compris les médicaments en vente libre et les produits naturels) sans avoir consulté au préalable son médecin ou le pharmacien.
- Allez à tous les rendez-vous convenus avec le médecin de votre enfant. Votre enfant devra probablement subir des prises de sang pour s'assurer qu'il reçoit la meilleure dose possible.

Quels sont les effets secondaires les plus courants ?

- Des maux d'estomac.
- Des nausées ou quelques vomissements.
- De la diarrhée (cela cesse habituellement sans qu'il soit nécessaire d'arrêter l'utilisation du médicament).

Cessez de donner ce médicament à votre enfant et contactez immédiatement son médecin si…

… l'un des effets secondaires mentionnés ci-dessus devient très marqué ;

… votre enfant présente n'importe laquelle des réactions suivantes :

- confusion ou irritabilité ;
- picotements ou sensation de brûlure aux mains ou aux pieds ;
- faiblesse ;
- peau pâle et froide.

… vous pensez avoir donné trop de potassium à votre enfant.

Pseudoéphédrine

(Sudafed®)

À quoi sert ce médicament?

- À soulager la congestion nasale due aux rhumes et aux allergies.

Comment dois-je donner ce médicament à mon enfant?

- Selon la quantité de pseudoéphédrine recommandée par son médecin ou son pharmacien, ou celle qui est décrite sur l'emballage.
- Ne donnez pas ce médicament à votre enfant pendant plus de sept jours, à moins que son médecin vous demande de le faire.
- Ne coupez pas les comprimés ou les gélules à libération prolongée et ne laissez pas votre enfant les croquer.
- Au même moment chaque jour.
- Si le médicament a été prescrit sous forme liquide, agitez bien la bouteille et mesurez la dose exacte à l'aide d'une seringue orale, d'un compte-gouttes ou d'une cuillère à médicaments.
- Pour prévenir les maux d'estomac, vous pouvez administrer la pseudoéphédrine avec de la nourriture ou du lait.

Comment dois-je conserver ce médicament?

- Dans son contenant original.
- Hors de la portée des enfants.
- À la température ambiante, à l'abri de la lumière et de l'humidité, **qu'il soit en comprimés ou en liquide**.

Que dois-je faire si j'oublie une dose?

Donnez-la dès que vous y pensez. Cependant, si le temps est presque venu de donner à votre enfant la dose suivante, ne lui donnez pas celle que vous avez oubliée. Ne doublez pas la dose.

Dois-je prendre des précautions particulières ?

- Ne donnez à votre enfant aucun autre médicament (y compris les médicaments en vente libre et les produits naturels) sans avoir consulté au préalable son médecin ou le pharmacien.
- Comme il arrive que ce médicament entraîne des étourdissements, surveillez bien votre enfant lorsqu'il effectue des activités qui demandent de l'attention, comme monter un escalier. Ces effets devraient diminuer au fur et à mesure que votre enfant poursuit le traitement.
- Comme il arrive que ce médicament entraîne de l'agitation, évitez de donner une dose dans les quatre heures précédant le coucher de votre enfant.
- Ce médicament est offert sans ordonnance. Pour plus d'information, lisez les recommandations du fabricant et consultez votre pharmacien.

Quels sont les effets secondaires les plus courants ?

- Des étourdissements.
- De la nervosité, de l'agitation.
- Des nausées, des vomissements.
- Une sécheresse de la bouche (quand les enfants sont assez âgés, on soulage cet effet secondaire en leur donnant des bonbons durs ou de petits morceaux de glace).

Cessez de donner ce médicament à votre enfant et contactez immédiatement son médecin si...

... l'un des effets secondaires mentionnés ci-dessus devient très marqué ;

... vous pensez avoir donné trop de pseudoéphédrine à votre enfant ;

... votre enfant présente n'importe laquelle des réactions suivantes :

- difficulté à respirer ;
- palpitations ou fréquence cardiaque élevée ;
- transpiration très forte.

Ranitidine

(Zantac®)

À quoi sert ce médicament ?

- À traiter le reflux gastro-œsophagien.
- À prévenir ou à traiter les ulcères d'estomac ou d'intestin.
- À traiter les hypersécrétions d'acide dans le tube digestif.

Comment dois-je donner ce médicament à mon enfant ?

- Selon la quantité recommandée par son médecin. Ce médicament doit être administré seulement au patient à qui il a été prescrit.
- Au même moment chaque jour.
- Avec ou sans nourriture.
- Si le médicament a été prescrit sous forme liquide, agitez bien la bouteille et mesurez la dose exacte à l'aide d'une seringue orale, d'un compte-gouttes ou d'une cuillère à médicaments.
- Pour faciliter la prise du médicament, vous pouvez couper ou écraser les comprimés de ranitidine.

Comment dois-je conserver ce médicament ?

- Dans son contenant original.
- Hors de la portée des enfants.
- À la température ambiante, à l'abri de la lumière et de l'humidité, qu'il soit en comprimés ou en liquide.

Que dois-je faire si j'oublie une dose ?

Donnez-la dès que vous y pensez. Cependant, si le temps est presque venu de donner à votre enfant la dose suivante, ne lui donnez pas celle que vous avez oubliée. Ne doublez pas la dose.

Dois-je prendre des précautions particulières ?

- Ne donnez à votre enfant aucun autre médicament (y compris les médicaments en vente libre et les produits naturels) sans avoir consulté au préalable son médecin ou le pharmacien.

- Ce médicament est offert sans ordonnance. Pour plus d'information, lisez les recommandations du fabricant et consultez votre pharmacien.

Quels sont les effets secondaires les plus courants ?

- Des maux de tête, des étourdissements.
- De la somnolence.
- Des nausées et des vomissements.

Cessez de donner ce médicament à votre enfant et contactez immédiatement son médecin si...

... l'un des effets secondaires mentionnés ci-dessus devient très marqué ;

... votre enfant présente des maux d'estomac sévères.

Rifampicine ou Rifampine

(Rifadin®)

À quoi sert ce médicament ?

- À traiter les infections bactériennes, comme antibiotique.
- À prévenir l'infection chez les personnes exposées à un patient atteint de méningite.
- À traiter la tuberculose.

Comment dois-je donner ce médicament à mon enfant ?

- Selon la fréquence recommandée par son médecin. Ce médicament doit être administré seulement au patient à qui il a été prescrit.
- Au même moment chaque jour.
- Au complet. Ne cessez pas d'administrer le médicament à votre enfant parce qu'il se sent mieux ; l'infection pourrait recommencer.
- Si le médicament a été prescrit sous forme liquide, agitez bien la bouteille et mesurez la dose exacte à l'aide d'une seringue orale, d'un compte-gouttes ou d'une cuillère à médicaments.
- La rifampicine est plus efficace lorsqu'elle est administrée à jeun, une heure avant les repas ou deux heures après. Si votre enfant éprouve des maux d'estomac avec ce médicament, donnez-le avec des biscuits ou une collation.

Comment dois-je conserver ce médicament ?

- Dans son contenant original.
- Hors de la portée des enfants.
- À la température ambiante, à l'abri de la lumière et de l'humidité, s'il est en gélules.
- Si le médicament a été prescrit sous forme liquide, demandez à votre pharmacien de quelle façon il doit être conservé.

Que dois-je faire si j'oublie une dose ?

Donnez-la dès que vous y pensez. Cependant, si le temps est presque venu de donner à votre enfant la dose suivante, ne lui donnez pas celle que vous avez oubliée. Ne doublez pas la dose.

Dois-je prendre des précautions particulières ?

- Ne donnez à votre enfant aucun autre médicament (y compris les médicaments en vente libre et les produits naturels) sans avoir consulté au préalable son médecin ou le pharmacien.
- Comme il arrive que ce médicament entraîne de la somnolence, surveillez bien votre enfant lorsqu'il effectue des activités qui demandent de l'attention, comme monter un escalier.
- Il est possible que les urines, la salive, la sueur, les larmes et la peau de votre enfant prennent une coloration rouge orangée lors de l'utilisation de rifampicine.
- Les lentilles cornéennes peuvent être tachées de façon permanente. Éviter de les porter durant le traitement.

Quels sont les effets secondaires les plus courants ?

- Des maux de tête, des douleurs aux muscles ou aux articulations.
- Des nausées, des vomissements, des crampes à l'estomac, de la diarrhée.

Cessez de donner ce médicament à votre enfant et contactez immédiatement son médecin si…

… l'un des effets secondaires mentionnés ci-dessus devient très marqué ;

… votre enfant présente n'importe laquelle des réactions suivantes :

- éruptions cutanées, urticaire ;
- lésions sur la peau ou dans la bouche ;
- fièvre ;
- coloration jaunâtre des yeux ou de la peau ;
- essoufflement, respiration sifflante ;
- enflure au visage ou à la gorge.

Sennosides
(Senokot®)

À quoi sert ce médicament ?

- À soulager la constipation.

Comment dois-je donner ce médicament à mon enfant ?

- Selon la quantité recommandée par son médecin ou son pharmacien. Ce médicament doit être administré seulement au patient à qui il a été prescrit.
- Avec beaucoup de liquide.
- Les sennosides entraînent habituellement une évacuation des selles après six ou dix heures. Si le médicament n'a pas causé de défécation après cette période, contactez le médecin de votre enfant.
- Si le médicament a été prescrit sous forme liquide, agitez bien la bouteille et mesurez la dose exacte à l'aide d'une seringue orale, d'un compte-gouttes ou d'une cuillère à médicaments.
- Pour faciliter la prise du médicament, vous pouvez écraser ou couper les comprimés.
- Si vous donnez les sennosides à votre enfant par la bouche, administrez la dose avant le coucher afin qu'elle fasse effet le lendemain matin.
- Si vous utilisez les suppositoires, respectez les directives suivantes :
  - si le suppositoire semble trop mou pour être utilisé, refroidissez-le sous l'eau froide ou au réfrigérateur ;
  - enlevez l'emballage en papier d'aluminium et mouillez le suppositoire avec de l'eau ;
  - votre enfant doit se coucher sur le côté, les genoux repliés contre la poitrine ;
  - insérez le suppositoire dans le rectum à une profondeur de 1,5 à 2,5 cm (un demi-pouce à un pouce) et maintenez-le en place une minute ;
- veillez à ce que votre enfant reste étendu de 10 à 15 minutes.

Comment dois-je conserver ce médicament?

- Dans son contenant original.
- Hors de la portée des enfants.
- À la température ambiante, à l'abri de la lumière et de l'humidité, **qu'il soit en comprimés ou en liquide**.

Que dois-je faire si j'oublie une dose?

- Les sennosides ne sont habituellement administrés qu'au besoin.
- Si le médecin de votre enfant a recommandé des doses répétées, donnez la dose oubliée dès que vous y pensez. Ne doublez pas la dose.

Dois-je prendre des précautions particulières?

- Ne donnez à votre enfant aucun autre médicament (y compris les médicaments en vente libre et les produits naturels) sans avoir consulté au préalable son médecin ou le pharmacien.
- Ce médicament est offert sans ordonnance. Pour plus d'information, lisez les recommandations du fabricant et consultez votre pharmacien.

Quels sont les effets secondaires les plus courants?

- Des crampes à l'estomac, des nausées légères.
- De la diarrhée.
- Une coloration jaune brun ou rose rouge des urines.

Cessez de donner ce médicament à votre enfant et contactez immédiatement son médecin si…

… l'un des effets secondaires mentionnés ci-dessus devient très marqué.

Solutions de réhydratation

(Pedialyte®)

À quoi sert ce médicament?

- À prévenir la déshydratation secondaire de la diarrhée et à remplacer les pertes de liquide.

Comment dois-je donner ce médicament à mon enfant?

- Les solutions de réhydratation existent dans une variété de formats et de parfums, notamment en sucettes glacées.
- Il est plus efficace de donner de petites quantités de solution plus fréquemment que de donner de grandes quantités moins souvent. Administrez la dose recommandée par le médecin ou le pharmacien de votre enfant.
- Il ne faut pas tenter de modifier le goût des solutions de réhydratation en ajoutant du sucre ou en les mélangeant à du jus de fruits. Cela modifie l'équilibre de la solution et peut nuire à son efficacité.
- Pour améliorer le goût, on peut servir la solution froide.

Comment dois-je conserver ce médicament?

- Dans son contenant original, selon les recommandations de votre pharmacien.
- Hors de la portée des enfants.

Dois-je prendre des précautions particulières?

- Certaines solutions de réhydratation contiennent de la phénylalanine. Si cela pose problème, demandez à votre pharmacien quelles autres solutions utiliser.
- Ce médicament est offert sans ordonnance. Pour plus d'information, lisez les recommandations du fabricant et consultez votre pharmacien.

Quels sont les effets secondaires les plus courants?

- Des nausées.

Cessez de donner ce médicament à votre enfant et contactez immédiatement son médecin si...

... l'effet secondaire mentionné ci-dessus devient très marqué;

... votre enfant présente n'importe laquelle des réactions suivantes:

- crampes intestinales sévères, obstruction intestinale, vomissements importants ou diarrhée pendant plus de 24 heures;
- diminution de la quantité d'urine;
- détérioration de la condition en cas de fièvre.

Spironolactone

(Aldactone®)

À quoi sert ce médicament ?

- À éliminer l'excès de liquide du corps.
- À réduire la pression sanguine.
- À maintenir au niveau normal le potassium sanguin.

Comment dois-je donner ce médicament à mon enfant ?

- Selon la fréquence recommandée par son médecin. Ce médicament doit être administré seulement au patient à qui il a été prescrit.
- Au même moment chaque jour.
- Ne cessez pas de donner le médicament à votre enfant, à moins que son médecin vous demande de le faire.
- Pour faciliter la prise du médicament, vous pouvez écraser ou couper les comprimés.
- Si le médicament a été prescrit sous forme liquide, agitez bien la bouteille et mesurez la dose exacte à l'aide d'une seringue orale, d'un compte-gouttes ou d'une cuillère à médicaments.
- Pour prévenir les maux d'estomac, vous pouvez administrer la spironolactone avec de la nourriture ou du lait.

Comment dois-je conserver ce médicament ?

- Dans son contenant original.
- Hors de la portée des enfants.
- À la température ambiante, à l'abri de la lumière et de l'humidité, s'il est en comprimés.
- Si le médicament a été prescrit sous forme liquide, demandez à votre pharmacien de quelle façon il doit être conservé.

Que dois-je faire si j'oublie une dose?

Donnez-la dès que vous y pensez. Cependant, si le temps est presque venu de donner à votre enfant la dose suivante, ne lui donnez pas celle que vous avez oubliée. Ne doublez pas la dose.

Dois-je prendre des précautions particulières?

- Ne donnez à votre enfant aucun autre médicament (y compris les médicaments en vente libre et les produits naturels) sans avoir consulté au préalable son médecin ou le pharmacien.
- Allez à tous les rendez-vous convenus avec le médecin de votre enfant. Votre enfant devra probablement subir des prises de sang pour s'assurer qu'il reçoit la meilleure dose possible.

Quels sont les effets secondaires les plus courants?

- Une évacuation d'urine fréquente.
- Des nausées, des vomissements, de la diarrhée, des maux d'estomac, une diminution de l'appétit.
- De la toux.

Cessez de donner ce médicament à votre enfant et contactez immédiatement son médecin si...

... l'un des effets secondaires mentionnés ci-dessus devient très marqué;

... votre enfant présente n'importe laquelle des réactions suivantes:

- fortes crampes musculaires ou crampes persistantes;
- faiblesse;
- baisse de fréquence dans l'évacuation d'urine;
- éruptions cutanées;
- essoufflement ou difficulté à respirer;
- confusion ou grande fatigue;
- pulsations cardiaques irrégulières;
- engourdissements ou picotements aux mains ou aux pieds.

Tacrolimus

(Prograf®, Protopic®)

À quoi sert ce médicament ?

- À prévenir le rejet, dans le cas d'une transplantation d'organe ou d'une greffe de moelle osseuse.
- À supprimer la réaction immunitaire dans certaines maladies inflammatoires.
- En onguent, on l'utilise pour traiter la dermatite atopique.

Comment dois-je donner ce médicament à mon enfant ?

- Selon la fréquence recommandée par son médecin. Ce médicament doit être administré seulement au patient à qui il a été prescrit.
- Au même moment chaque jour.
- À jeun, une heure avant les repas ou deux heures après.
- Ne cessez pas de donner le médicament à votre enfant, à moins que son médecin vous demande de le faire.
- Si le médicament a été prescrit sous forme liquide, agitez bien la bouteille et mesurez la dose exacte à l'aide d'une seringue orale, d'un compte-gouttes ou d'une cuillère à médicaments.
- Le tacrolimus sous forme d'onguent doit être appliqué sur la peau propre et sèche, uniquement sur la région atteinte. Ne l'utilisez pas près des yeux, de la bouche ou sur des blessures ouvertes. Faites bien pénétrer l'onguent dans la peau. Ne recouvrez pas la peau d'un pansement ou d'une pellicule occlusive comme une couche jetable. Lavez-vous bien les mains après l'application. N'utilisez pas l'onguent de tacrolimus pour un autre problème que celui pour lequel il a été prescrit. Ce médicament peut aggraver certains problèmes cutanés, comme les lésions d'herpès ou de varicelle.

Comment dois-je conserver ce médicament ?

- Dans son contenant original.
- Hors de la portée des enfants.
- À la température ambiante, à l'abri de la lumière et de l'humidité, s'il est en gélules ou en onguent.
- Si le médicament a été prescrit sous forme liquide, demandez à votre pharmacien de quelle façon il doit être conservé.

Que dois-je faire si j'oublie une dose ?

Donnez-la dès que vous y pensez. Cependant, si le temps est presque venu de donner à votre enfant la dose suivante, ne lui donnez pas celle que vous avez oubliée. Ne doublez pas la dose. Si vous oubliez deux doses ou plus, contactez son médecin.

Dois-je prendre des précautions particulières ?

- Allez à tous les rendez-vous convenus avec le médecin de votre enfant. Votre enfant devra subir des prises de sang pour ajuster sa dose et s'assurer que le tacrolimus ne lui donne pas d'effets secondaires graves.
- Ne donnez à votre enfant aucun autre médicament (y compris les médicaments en vente libre et les produits naturels) sans avoir consulté au préalable son médecin ou le pharmacien. Le tacrolimus peut interagir avec plusieurs médicaments.
- On recommande aux gens qui prennent du tacrolimus d'éviter les aliments dérivés du pamplemousse (fruit, jus et cocktails d'agrumes qui en contiennent, etc.) parce que cela peut augmenter l'effet du tacrolimus et ses effets secondaires.
- Le tacrolimus peut rendre la peau de votre enfant plus sensible au soleil. Habillez votre enfant avec des vêtements protecteurs et appliquez-lui une lotion dotée d'un écran solaire dont le facteur de protection (FPS) est d'au moins 30.
- Ne faites pas vacciner votre enfant sans avoir consulté au préalable son médecin.

Quels sont les effets secondaires les plus courants ?

- L'onguent peut provoquer des démangeaisons.
- De l'hypertension, des tremblements, de la faiblesse ou des crampes musculaires.
- Des nausées, des vomissements, de la diarrhée.
- Une augmentation du risque de contracter des infections.
- Une diminution du magnésium sanguin (il peut être nécessaire de prendre des suppléments de magnésium).

Cessez de donner ce médicament à votre enfant et contactez immédiatement son médecin si...

... l'un des effets secondaires mentionnés ci-dessus devient très marqué ;

... vous pensez avoir donné trop de tacrolimus à votre enfant ;

... votre enfant présente n'importe laquelle des réactions suivantes :

- signes d'infection (mal de gorge, fièvre, frissons) ;
- coloration jaunâtre des yeux ou de la peau ;
- picotements ou engourdissements des mains ou des pieds, tremblements ;
- éruptions cutanées, démangeaisons ;
- difficulté à uriner (évacuation d'urine moins fréquente) ;
- enflure aux mains, au visage ou aux pieds ;
- maux d'estomac ;
- crises convulsives ;
- tremblements sévères.

Topiramate
(Topamax®)

À quoi sert ce médicament?

- À prévenir les crises convulsives.

Comment dois-je donner ce médicament à mon enfant?

- Selon la quantité recommandée par son médecin. Ce médicament doit être administré seulement au patient à qui il a été prescrit.
- Au même moment chaque jour.
- Ne cessez pas de donner le topiramate à votre enfant, à moins que son médecin vous demande de le faire. Il peut être nécessaire de réduire graduellement la dose avant d'arrêter.
- Les gélules de topiramate renferment des granules et peuvent être avalées entières. Il est également possible d'ouvrir les gélules et de mêler leurs granules à une petite quantité de nourriture de consistance molle, comme de la compote de pommes ou de la crème-dessert. Les granules ne doivent pas être croquées ni écrasées.
- Pour prévenir les maux d'estomac, vous pouvez administrer le topiramate avec de la nourriture ou du lait.

Comment dois-je conserver ce médicament?

- Dans son contenant original.
- Hors de la portée des enfants.
- À la température ambiante, à l'abri de la lumière et de l'humidité.

Que dois-je faire si j'oublie une dose?

Donnez-la dès que vous y pensez. Cependant, si le temps est presque venu de donner à votre enfant la dose suivante, ne lui donnez pas celle que vous avez oubliée. Ne doublez pas la dose. Si vous oubliez deux doses ou plus, contactez son médecin.

Dois-je prendre des précautions particulières ?

- Allez à tous les rendez-vous convenus avec le médecin de votre enfant. Votre enfant devra probablement subir des prises de sang pour vérifier l'efficacité du médicament et s'assurer que le topiramate ne lui donne pas d'effets secondaires graves.
- N'administrez à votre enfant aucun autre médicament (y compris les médicaments en vente libre et les produits naturels) sans avoir consulté au préalable son médecin ou le pharmacien.
- Comme il arrive que ce médicament entraîne de la somnolence, surveillez bien votre enfant lorsqu'il effectue des activités qui demandent de l'attention, comme monter un escalier. Ces effets devraient diminuer au fur et à mesure que votre enfant poursuit le traitement.
- Lors de l'utilisation de ce médicament, faites boire beaucoup de liquide à votre enfant.
- Il serait utile de consigner par écrit tout renseignement concernant les crises convulsives de votre enfant, son comportement et ses résultats scolaires afin de déterminer quelle est la dose optimale dans son cas.

Quels sont les effets secondaires les plus courants ?

- De la somnolence, de la fatigue.
- De la nervosité, des difficultés de concentration.
- Des tremblements.
- Des nausées, des maux d'estomac, de la diarrhée.
- Une sécheresse de la bouche (quand les enfants sont assez âgés, on soulage cet effet secondaire en leur donnant des bonbons durs ou de petits morceaux de glace).
- Une perte d'appétit, une perte de poids.
- Des engourdissements aux mains ou aux pieds.

Cessez de donner ce médicament à votre enfant et contactez immédiatement son médecin si…

… l'un des effets secondaires mentionnés ci-dessus devient très marqué;

… vous pensez avoir donné trop de topiramate à votre enfant;

… votre enfant présente n'importe laquelle des réactions suivantes:

- difficulté à parler ou à se concentrer;
- difficulté à voir;
- confusion;
- éruptions cutanées;
- fièvre, frissons, mal de gorge;
- sang dans les urines ou urines troubles;
- maux de dos;
- changement dans le déroulement des crises convulsives.

Ursodiol

(Urso®)

À quoi sert ce médicament ?

- À diminuer les démangeaisons et la diarrhée chez les enfants atteints de maladies du foie ou de l'estomac.
- L'ursodiol se lie aux sels biliaires produits par le foie.

Comment dois-je donner ce médicament à mon enfant ?

- Selon la quantité recommandée par son médecin. Ce médicament doit être administré seulement au patient à qui il a été prescrit.
- Au même moment chaque jour.
- Ne cessez pas de donner l'ursodiol à votre enfant, à moins que son médecin vous demande de le faire.
- Si le médicament a été prescrit sous forme liquide, agitez bien la bouteille et mesurez la dose exacte à l'aide d'une seringue orale, d'un compte-gouttes ou d'une cuillère à médicaments.
- Pour faciliter la prise du médicament, vous pouvez couper ou écraser les comprimés d'ursodiol.
- Pour prévenir les maux d'estomac, vous pouvez administrer l'ursodiol avec de la nourriture ou du lait.

Comment dois-je conserver ce médicament ?

- Dans son contenant original.
- Hors de la portée des enfants.
- À la température ambiante, à l'abri de la lumière et de l'humidité, s'il est en comprimés.
- Si le médicament a été prescrit sous forme liquide, demandez à votre pharmacien de quelle façon il doit être conservé.

Que dois-je faire si j'oublie une dose ?

Donnez-la dès que vous y pensez. Cependant, si le temps est presque venu de donner à votre enfant la dose suivante, ne lui donnez pas celle que vous avez oubliée. Ne doublez pas la dose.

Dois-je prendre des précautions particulières ?

Ne donnez à votre enfant aucun autre médicament (y compris les médicaments en vente libre et les produits naturels) sans avoir consulté au préalable son médecin ou le pharmacien.

Quels sont les effets secondaires les plus courants ?

- Des nausées, des vomissements.
- De la diarrhée ou de la constipation.
- Des maux de tête, de la fatigue.

Cessez de donner ce médicament à votre enfant et contactez immédiatement son médecin si...

... l'un des effets secondaires mentionnés ci-dessus devient très marqué ;

... votre enfant présente n'importe laquelle des réactions suivantes :

- maux d'estomac douloureux ;
- lésions buccales ;
- peau sèche, éruptions cutanées, démangeaisons qui s'intensifient.

Warfarine

(Coumadin MD)

À quoi sert ce médicament ?

- À prévenir et à traiter la formation de caillots sanguins.

Comment dois-je donner ce médicament ?

- Selon la quantité recommandée par son médecin. Ce médicament doit être administré seulement au patient à qui il a été prescrit.
- Au même moment chaque jour, avec ou sans nourriture.
- Ne cessez pas de donner la warfarine à votre enfant, à moins que son médecin vous demande de le faire.
- Pour faciliter la prise du médicament, vous pouvez écraser ou couper les comprimés.

Comment dois-je conserver ce médicament ?

- Dans son contenant original.
- Hors de la portée des enfants.
- À la température ambiante, à l'abri de la lumière et de l'humidité.

Que dois-je faire si j'oublie une dose ?

Donnez-la dès que vous y pensez. Cependant, si le temps est presque venu de donner à votre enfant la dose suivante, ne lui donnez pas celle que vous avez oubliée. Ne doublez pas la dose. Si vous oubliez deux doses ou plus, contactez son médecin.

Dois-je prendre des précautions particulières ?

- Allez à tous les rendez-vous convenus avec le médecin de votre enfant. Votre enfant devra probablement subir des prises de sang pour s'assurer qu'il reçoit la meilleure dose possible.
- Ne donnez aucun autre médicament (y compris les médicaments en vente libre et les produits naturels) sans avoir consulté au préalable son médecin ou le pharmacien.

La warfarine a beaucoup d'interactions avec d'autres médicaments.

- Au cas où un accident surviendrait, votre enfant devrait porter un bracelet ou un collier avisant les gens qu'il prend de la warfarine.
- Assurez-vous que tous les professionnels de la santé, y compris les dentistes, savent que votre enfant prend de la warfarine.
- Certains aliments peuvent affecter la réaction à la warfarine, comme ceux qui contiennent de la vitamine K, ou comme les légumes verts à feuilles, le brocoli et le chou-fleur. Discutez de tout changement du régime alimentaire avec le médecin de votre enfant.

Quels sont les effets secondaires les plus courants ?

- Des diarrhées, des crampes abdominales.
- Des nausées, des vomissements.
- Des hémorragies.

Cessez de donner ce médicament à votre enfant et contactez immédiatement son médecin si :

... l'un des effets secondaires mentionnés ci-dessus devient très marqué ;

... votre enfant présente des maux de tête sévères, des maux d'estomac, des maux de dos, une éruption cutanée ou n'importe lequel des signes de saignement suivants :

- urines foncées ou sanglantes ;
- selles rouges ou noirâtres ;
- saignement de nez ;
- saignements provenant de la bouche ;
- ecchymoses (bleus) apparaissant facilement ;
- saignement abondant provenant d'une petite coupure ;
- sang dans les vomissements.

Index des médicaments *

(Noms génériques et commerciaux)

A

* Les noms des médicaments suivis du mot *France* n'apparaissent pas à la page de renvoi. Ils sont fournis à titre indicatif seulement.

Les médicaments génériques sont en caractère gras.

B

C

E

F

M

S

T

U

V

W

Z

Ressources sur internet

Pour le Canada

Médicaments – Association médicale canadienne

Site d'information médicale « grand public » comprenant une section particulière sur les médicaments vendus d'ordonnance au Canada. Ce guide des médicaments offre les informations suivantes : mode d'action, dosage, effets secondaires, contre-indications et interactions médicamenteuses. On y trouve aussi une encyclopédie médicale, un guide des symptômes et des informations sur les premiers soins.

www.cma.ca/public/Drugs/Index.asp?lc=1

Soins de nos enfants – Société canadienne de pédiatrie

Site d'information « grand public » sur la santé des enfants et des adolescents présenté par des pédiatres canadiens : maladies et soins aux enfants, immunisation, alimentation et nutrition, comportement et développement, sécurité et prévention.

www.soinsdenosenfants.cps.ca

Pour la France

Guide des médicaments - Doctissimo

Site d'information médicale « grand public » comprenant une section particulière sur plus de 2000 médicaments couramment utilisés en France et contenant les informations suivantes : indications, mode d'action, effets secondaires, contre-indications, interactions médicamenteuses, surdosage. Le site comprend aussi une encyclopédie médicale ainsi qu'un atlas du corps humain.

www.doctissimo.fr/html/medicaments/medicaments.htm

Ados: mode d'emploi

Michel Delagrave

Devant le désir croissant d'indépendance de l'adolescent et face à ses choix, les parents développent facilement un sentiment d'impuissance. Dans un style simple et direct, l'auteur leur donne diverses pistes de réflexion et d'action.

ISBN 2-89619-016-3 2005/176 pages

Aide-moi à te parler!

La communication parent-enfant

Gilles Julien

L'importance de la communication parent-enfant, ses impacts, sa force, sa nécessité. Des histoires vécues sur la responsabilité fondamentale de l'adulte: l'écoute, le respect et l'amour des enfants.

ISBN 2-922770-96-6 2004/144 pages

Aider à prévenir le suicide chez les jeunes

Un livre pour les parents

Michèle Lambin

Reconnaître les indices symptomatiques, comprendre ce qui se passe et contribuer efficacement à la prévention du suicide chez les jeunes.

ISBN 2-922770-71-0 2004/272 p.

L'allaitement maternel

Comité pour la promotion
de l'allaitement maternel de l'Hôpital Sainte-Justine

Le lait maternel est le meilleur aliment pour le bébé. Tous les conseils pratiques pour faire de l'allaitement une expérience réussie! (2e édition)

ISBN 2-922770-57-5 2002/104 p.

Apprivoiser l'hyperactivité et le déficit de l'attention

Colette Sauvé

Une gamme de moyens d'action dynamiques pour aider l'enfant hyperactif à s'épanouir dans sa famille et à l'école.

ISBN 2-921858-86-X 2000/96 p.

Au-delà de la déficience physique ou intellectuelle

Un enfant à découvrir

Francine Ferland

Comment ne pas laisser la déficience prendre toute la place dans la vie familiale? Comment favoriser le développement de cet enfant et découvrir le plaisir avec lui ?

ISBN 2-922770-09-5 2001/232 p.

Au fil des jours… après l'accouchement

L'équipe de périnatalité de l'Hôpital Sainte-Justine

Un guide précieux pour répondre aux questions pratiques de la nouvelle accouchée et de sa famille durant les premiers mois suivant l'arrivée de bébé.

ISBN 2-922770-18-4 2001/96 p.

Au retour de l'école…
La place des parents dans l'apprentissage scolaire

Marie-Claude Béliveau

Une panoplie de moyens pour aider l'enfant à développer des stratégies d'apprentissage efficaces et à entretenir sa motivation. (2e édition)

ISBN 2-922770-80-X 2004/280 p.

Comprendre et guider le jeune enfant
À la maison, à la garderie

Sylvie Bourcier

Des chroniques pleines de sensibilité sur les hauts et les bas des premiers pas du petit vers le monde extérieur.

ISBN 2-922770-85-0 2004/168 p.

De la tétée à la cuillère
Bien nourrir mon enfant de 0 à 1 an

Linda Benabdesselam et autres

Tous les grands principes qui doivent guider l'alimentation du bébé, présentés par une équipe de diététistes expérimentées.

ISBN 2-922770-86-9 2004/144 p.

Le développement de l'enfant au quotidien
Du berceau à l'école primaire

Francine Ferland

Un guide précieux cernant toutes les sphères du développement de l'enfant: motricité, langage, perception, cognition, aspects affectifs et sociaux, routines quotidiennes, etc.

ISBN 2-89619-002-3 2004/248 pages

Le diabète chez l'enfant et l'adolescent

Louis Geoffroy, Monique Gonthier et les autres membres de l'équipe de la Clinique du diabète de l'Hôpital Sainte-Justine

Un ouvrage qui fait la somme des connaissances sur le diabète de type 1, autant du point de vue du traitement médical que du point de vue psychosocial.

ISBN 2-922770-47-8 2003/368 p.

Drogues et adolescence
Réponses aux questions des parents
Étienne Gaudet

Sous forme de questions-réponses, connaître les différentes drogues et les indices de consommation, et avoir des pistes pour intervenir.

ISBN 2-922770-45-1 2002/128 p.

En forme après bébé
Exercices et conseils
Chantale Dumoulin

Des exercices et des conseils judicieux pour aider la nouvelle maman à renforcer ses muscles et à retrouver une bonne posture.

ISBN 2-921858-79-7 2000/128 p.

En forme en attendant bébé
Exercices et conseils
Chantale Dumoulin

Des exercices et des conseils pratiques pour garder votre forme pendant la grossesse et pour vous préparer à la période postnatale.

ISBN 2-921858-97-5 2001/112 p.

L'enfant adopté dans le monde
(en quinze chapitres et demi)
Jean-François Chicoine, Patricia Germain et Johanne Lemieux

Un ouvrage complet traitant des multiples aspects de ce vaste sujet: l'abandon, le processus d'adoption, les particularités ethniques, le bilan de santé, les troubles de développement, l'adaptation, l'identité…

ISBN 2-922770-56-7 2003/480 p.

L'enfant malade
Répercussions et espoirs
Johanne Boivin, Sylvain Palardy et Geneviève Tellier

Des témoignages et des pistes de réflexion pour mettre du baume sur cette cicatrice intérieure laissée en nous par la maladie de l'enfant.

ISBN 2-921858-96-7 2000/96 p.

L'estime de soi des adolescents
Germain Duclos, Danielle Laporte et Jacques Ross

Comment faire vivre un sentiment de confiance à son adolescent? Comment l'aider à se connaître? Comment le guider dans la découverte de stratégies menant au succès?

ISBN 2-922770-42-7 2002/96 p.

L'estime de soi des 6 - 12 ans

Danielle Laporte et Lise Sévigny

Une démarche simple pour apprendre à connaître son enfant et reconnaître ses forces et ses qualités, l'aider à s'intégrer et lui faire vivre des succès.

ISBN 2-922770-44-3 2002/112 p.

L'estime de soi, un passeport pour la vie

Germain Duclos

Pour développer des attitudes éducatives positives qui aideront l'enfant à acquérir une meilleure connaissance de sa valeur personnelle. (2e édition)

ISBN 2-922770-87-7 2004/248 p.

Et si on jouait ?

Le jeu chez l'enfant de la naissance à six ans

Francine Ferland

Les différents aspects du jeu présentés aux parents et aux intervenants : information détaillée, nombreuses suggestions de matériel et d'activités.

ISBN 2-922770-36-2 2002/184 p.

Être parent, une affaire de cœur

Danielle Laporte

Des textes pleins de sensibilité, qui invitent chaque parent à découvrir son enfant et à le soutenir dans son développement. Une série de portraits saisissants : l'enfant timide, agressif, solitaire, fugueur, déprimé, etc. (2e édition)

ISBN 2-89619-021-X 2005/280 p.

Famille, qu'apportes-tu à l'enfant ?

Michel Lemay

Une réflexion approfondie sur les fonctions de chaque protagoniste de la famille, père, mère, enfant... et les différentes situations familiales.

ISBN 2-922770-11-7 2001/216 p.

La famille recomposée

Une famille composée sur un air différent

Marie-Christine Saint-Jacques et Claudine Parent

Comment vivre ce grand défi ? Le point de vue des adultes (parents, beaux- parents, conjoints) et des enfants impliqués dans cette nouvelle union.

ISBN 2-922770-33-8 2002/144 p.

Favoriser l'estime de soi des 0 - 6 ans

Danielle Laporte

Comment amener le tout-petit à se sentir en sécurité ? Comment l'aider à développer son identité ? Comment le guider pour qu'il connaisse des réussites ?

ISBN 2-922770-43-5 2002/112 p.

Grands-parents aujourd'hui

Plaisirs et pièges

Francine Ferland

Les caractéristiques des grands-parents du 21e siècle, leur influence, les pièges qui les guettent, les moyens de les éviter, mais surtout les occasions de plaisirs qu'ils peuvent multiplier avec leurs petits-enfants.

ISBN 2-922770-60-5 2003/152 p.

Guider mon enfant dans sa vie scolaire

Germain Duclos

Des réponses aux questions les plus importantes et les plus fréquentes que les parents posent à propos de la vie scolaire de leur enfant.

ISBN 2-922770-21-4 2001/248 p.

J'ai mal à l'école

Troubles affectifs et difficultés scolaires

Marie-Claude Béliveau

Cet ouvrage illustre des problématiques scolaires liées à l'affectivité de l'enfant. Il propose aux parents des pistes pour aider leur enfant à mieux vivre l'école.

ISBN 2-922770-46-X 2002/168 p.

Les maladies neuromusculaires chez l'enfant et l'adolescent

Sous la direction de Michel Vanasse, Hélène Paré, Yves Brousseau et Sylvie D'Arcy

Les informations médicales de pointe et les différentes approches de réadaptation propres à chacune des maladies neuromusculaires.

ISBN 2-922770-88-5 2004/376 p.

Le nouveau Guide Info-Parents

Michèle Gagnon, Louise Jolin et Louis-Luc Lecompte

Voici, en un seul volume, une nouvelle édition revue et augmentée des trois *Guides Info-Parents*: 200 sujets annotés.

ISBN 2-922770-70-2 2003/464 p.

Parents d'ados

De la tolérance nécessaire à la nécessité d'intervenir

Céline Boisvert

Pour aider les parents à départager le comportement normal du pathologique et les orienter vers les meilleures stratégies.

ISBN 2-922770-69-9 2003/216 p.

Les parents se séparent...
Pour mieux vivre la crise et aider son enfant

Richard Cloutier, Lorraine Filion et Harry Timmermans

Pour aider les parents en voie de rupture ou déjà séparés à garder espoir et mettre le cap sur la recherche de solutions.

ISBN 2-922770-12-5 2001/164 p.

Santé mentale et psychiatrie pour enfants
Des professionnels se présentent

Bernadette Côté et autres

Pour mieux comprendre ce que font les différents professionnels qui travaillent dans le domaine de la santé mentale et de la pédopsychiatrie: leurs rôles spécifiques, leurs modes d'évaluation et d'intervention, leurs approches, etc.

ISBN 2-89619-022-8 2005/128 p.

La scoliose
Se préparer à la chirurgie

Julie Joncas et collaborateurs

Dans un style simple et clair, voici réunis tous les renseignements utiles sur la scoliose et les différentes étapes de la chirurgie correctrice.

ISBN 2-921858-85-1 2000/96 p.

Le séjour de mon enfant à l'hôpital

Isabelle Amyot, Anne-Claude Bernard-Bonnin, Isabelle Papineau

Comment faire de l'hospitalisation de l'enfant une expérience positive et familiariser les parents avec les différences facettes que comporte cette expérience.

ISBN 2-922770-84-2 2004/120 p.

Tempête dans la famille
Les enfants et la violence conjugale

Isabelle Côté, Louis-François Dallaire et Jean-François Vézina

Comment reconnaître une situation où un enfant vit dans un contexte de violence conjugale? De quelle manière l'enfant qui y est exposé réagit-il? Quelles ressources peuvent venir en aide à cet enfant et à sa famille?

ISBN 2-89619-008-2 2004/144 p.

Les troubles anxieux expliqués aux parents

Chantal Baron

Quelles sont les causes de ces maladies et que faire pour aider ceux qui en souffrent? Comment les déceler et réagir le plus tôt possible?

ISBN 2-922770-25-7 2001/88 p.

Les troubles d'apprentissage : comprendre et intervenir

Denise Destrempes-Marquez et Louise Lafleur

Un guide qui fournira aux parents des moyens concrets et réalistes pour mieux jouer leur rôle auprès de l'enfant ayant des difficultés d'apprentissage.

ISBN 2-921858-66-5 1999/128 p.

Votre enfant et les médicaments : informations et conseils

Catherine Dehaut, Annie Lavoie, Denis Lebel, Hélène Roy et Roxane Therrien

Un guide précieux pour informer et conseiller les parents sur l'utilisation et l'administration des médicaments. En plus, cent fiches d'information sur les médicaments les plus utilisés.

ISBN 2-89619-017-1 2005/336 p.

MARQUIS
MEMBRE DU GROUPE SCABRINI

Québec, Canada
2005